糖皮质激素规范使用手册

A PRACTICAL MANUAL
OF GLUCOCORTICOIDS

主　编　文富强　谢其冰

副主编　尹　耕　冯　萍　陈　磊

编　者　（按姓氏笔画排序）

马骏鹏	王　可	王　莲	王　浩	王　曦
王婷婷	尹　耕	石紫燕	申永春	冯　萍
吕小岩	吕庆国	朱　玲	朱　渝	朱林林
刘宏杰	闫　薇	苏白海	李　桐	李　薇
杨　婷	杨小芸	杨锦林	肖　敏	岑　瑛
余　海	张　竹	张　然	张真铭	陈　磊
陈娜霞	岳荣铮	金晓东	周永方	周红雨
孟　娟	孟照莉	胡成功	钟　琳	夏登梅
徐　飞	徐原宁	卿　勇	郭　娜	郭　霞
唐　韫	崔贝贝	韩　梅	谢其冰	廖曾林
翟松会	薛　丽			

人民卫生出版社

图书在版编目（CIP）数据

糖皮质激素规范使用手册/文富强,谢其冰主编.—北京:
人民卫生出版社,2015

ISBN 978-7-117-21230-4

Ⅰ.①糖… Ⅱ.①文…②谢… Ⅲ.①糖皮质激素-临床应用-手册 Ⅳ.①R977.1-62

中国版本图书馆 CIP 数据核字（2015）第 207831 号

| 人卫社官网 | www.pmph.com | 出版物查询，在线购书 |
| 人卫医学网 | www.ipmph.com | 医学考试辅导，医学数据库服务，医学教育资源，大众健康资讯 |

糖皮质激素规范使用手册

主　　编：文富强　谢其冰
出版发行：人民卫生出版社（中继线 010-59780011）
地　　址：北京市朝阳区潘家园南里 19 号
邮　　编：100021
E - mail：pmph @ pmph.com
购书热线：010-59787592　010-59787584　010-65264830
印　　刷：北京汇林印务有限公司
经　　销：新华书店
开　　本：850×1168　1/32　印张：16　插页：9
字　　数：430 千字
版　　次：2015 年 11 月第 1 版　2015 年 11 月第 1 版第 1 次印刷
标准书号：ISBN 978-7-117-21230-4/R·21231
定　　价：129.00 元

打击盗版举报电话：010-59787491　E-mail：WQ @ pmph.com
（凡属印装质量问题请与本社市场营销中心联系退换）

文富强

四川大学华西医院大内科主任、内科学系主任,呼吸内科主任(2005—2013)、生物治疗国家重点实验室呼吸病研究室主任。我国首位呼吸病国家杰出青年科学基金获得者。全球慢阻肺诊治策略委员会(GOLD)成员及中国负责人、澳大利亚悉尼大学医学院名誉教授。中国生理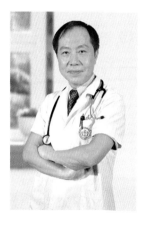学会呼吸生理专委会副主任委员、中华医学会呼吸病分会常委、COPD 学组副组长,四川省呼吸专委会主任委员。发表 SCI 论著 100 篇,被包括 *NEJM*、*Nature*、*JAMA* 等国际杂志引用千余次。为 *Crit Care Med*、*Eur Respir J*、*Respirology Case Report* 等国际杂志审稿人、编委或副主编。国家自然科学基金委员会学科评审组成员、加拿大健康科学研究院、英国哮喘基金会、国家科技奖评审专家。主编出版专著两部、获国家发明专利两项。

谢其冰

医学博士,副教授,硕士研究生导师,四川大学华西医院风湿免疫科副主任。现任中华医学会风湿病学分会青年委员,中国医师协会四川省分会风湿病专委会副主任委员,四川省医学会风湿病专委会委员、四川省医学会呼吸病专委会肺间质病学组成 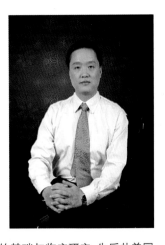 员。长期从事风湿免疫病的基础与临床研究,先后赴美国密歇根大学医学院、哈佛大学医学院做访问学者及研修交流。负责和参与国家自然科学基金、四川省科技厅基金多项,已发表 SCI、MEDLINE、核心期刊论文 30 余篇,作为副主编、编委参与高等医学院校临床医学系统整合课程教材《风湿免疫系统疾病》、临床专科医师规范化培训用书《内科学》、《风湿病诊疗手册》等教材和专著的编写。

尹耕

医学博士,副教授,硕士研究生导师,现任四川省医学会内科专委会青年委员。长期从事风湿免疫病的基础与临床研究,曾赴香港大学医学院风湿免疫科做访问学者。负责和参与国家自然科学基金、四川省科技厅基金多项,已发表SCI、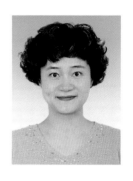MEDLINE、核心期刊论文20余篇,作为编委参与高等医学院校临床医学系统整合课程教材《风湿免疫系统疾病》、临床专科医师规范化培训用书《内科学》《风湿病诊疗手册》等教材和专著的编写。

冯萍

主任医师,教授,四川大学华西医院感染性疾病中心副主任,硕士生导师,1984 年毕业于四川医学院,在华西医院从事临床医疗工作 30 余年,具有丰富的临床医疗工作经验,主要从事各种发热性疾病的诊断和治疗,各种感染性疾病的诊断和治疗,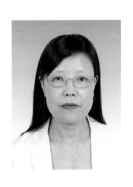如败血症、难治性肺部感染、泌尿系统感染、肝炎。在抗感染药物的合理使用方面有独到的见解,并负责过重大突发感染性疾病,如 SARS 和猪链球菌感染的现场组织及抢救过程,任感染性疾病与寄生虫病学杂志编委,四川大学华西医院医学研究伦理委员会委员,四川省卫生厅、成都市公安局应急专家小组小员,共发表学术论文 50 余篇。参加编写专著 2 部,译文 1 部。曾获四川省科技进步三等奖,四川省科技进步一等奖。

陈磊

医学博士,副教授。2011 年毕业于四川大学华西临床医学院,获临床医学博士学位。现任四川大学华西医院呼吸与危重医学科副教授,中华医学会呼吸病学分会青年委员会委员,四川省医学会呼吸病学专业委员会 COPD 学组委员兼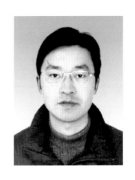秘书。主要研究方向为 COPD 气道炎症的分子机制,在 *Eur Respir J*、*Respirology*、*Respir Res*、*Plos One* 等学术期刊发表论文 10 余篇。主持国家自然科学基金 1 项,四川大学优秀青年基金 1 项。荣获 2012 年度中华医学会 COPD 防治杰出中青年奖。

糖皮质激素是临床多学科广泛使用的药物。长期以来,糖皮质激素是许多疾病重要的基础用药和一些危急重症的抢救用药,其应用原则及经验因学科不同而有所差异。由于糖皮质激素对机体多系统的广泛影响,导致它在发挥治疗作用的同时可能产生较明显的副作用,甚至产生严重后果。因此,如何合理规范使用糖皮质激素,游刃有余地使用好这把"双刃剑",是各科医师面临的课题。

本书的编写突出了以下几点:第一是紧贴临床工作实践,以解决有关糖皮质激素使用的临床问题为出发点。第二是内容包括内、外、妇、儿、重症医学各个学科涉及使用糖皮质激素的多种常见病、多发病,体现了全科医学性质,这在类似题材的书籍中并无先例。第三是紧密结合各学科糖皮质激素应用的最新国际指南、建议和专家共识,总结了该药在不同疾病使用中的指征、适应证以及经验、误区,以求为各临床学科规范化使用糖皮质激素提供有益指导。

本书由四川大学华西医院、华西妇女儿童医院、华西基础医学院奋战在临床一线的中青年骨干医师编写完成,体现了较强的实效性。

时间仓促,书中疏漏或错误之处,敬请读者批评指正。

文富强　谢其冰
2015 年 8 月 6 日

目 录

1

糖皮质激素药理学概述

1855 年 Thomas Addison 及其同事报道了 Addison 病（艾迪生病，一种肾上腺皮质功能低下的疾病），20 世纪 20 年代人们认识到肾上腺皮质对于维持人体功能的重要性。1936 年，人们自肾上腺皮质提取物中制备了多种固醇、类固醇化合物结晶；1948 年人工制备了可的松并开始临床研究；1950 年发现可的松（cortisone）本身并无生物活性，而其代谢产物氢化可的松（hydrocortisone）具有治疗作用；几乎在同一时间，促肾上腺皮质激素（adrenocorticotropic hormones, ACTH）也作为药物开始用于临床；1958 年又发现了抗炎活性和稳定性更好、钠潴留反应更低的地塞米松；此后，甾体母环上引入甲基、卤素等结构，陆续开发出倍他米松、倍氯米松、氟轻松等供临床应用。

肾上腺皮质激素（adrenocortical hormones）是肾上腺皮质所分泌的激素的总称，属甾体类化合物，但通常不包括性激素。肾上腺皮质由外向内依次分为球状带、束状带及网状带三层。球状带约占皮质的 15%，因缺乏 17α-羟化酶故只能合成盐皮质激素（mineralocorticoids），药物主要包括盐皮质激素醛固酮（aldosterone）、去氧皮质酮（desoxycortone, desoxycorticosterone）等；束状带约占 78%，是合成糖皮质激素（glucocorticoids, GC）的重要场所，药物主要包括氢化可的松（hydrocortisone）、可的松（cortisone）等；网状带约占 7%，主要合成性激素类（sex hormones）。临床上常用的皮质激素是糖皮质激素。目前临床应用的皮质激素制剂，大都是以薯蓣属植物提取的薯蓣皂苷元为原料半合成制取的。我国发现多种植物如黄山药和穿地龙等含有此种皂苷元。人工合成的糖皮质激素类药，具有比天然激素抗炎作用强、对水盐代谢影响小等优点，因而应用较为广泛。

肾上腺皮质激素的分泌和生成受 ACTH 的调节，ACTH

和肾上腺皮质细胞表面的特异性受体结合,激活 G 蛋白偶联反应,使细胞内 cAMP 浓度增加,激活肾上腺皮质类固醇合成的限速步骤,合成和释放肾上腺皮质类固醇和雄激素(androgen)。在正常非应激情况下,肾上腺皮质激素的分泌量为:氢化可的松 10~20mg/d,醛固酮 0.125mg/d。肾上腺皮质激素的分泌可随生理需要而波动,且有明显的昼夜节律变化。ACTH 和 CRH 的合成和分泌亦受昼夜节律、应激性刺激等的影响,也受血液中皮质激素的负反馈调控。免疫系统产生的一些细胞因子亦作用于下丘脑和腺垂体,也能促进 CRH 和 ACTH 的合成和分泌(图 1-1)。

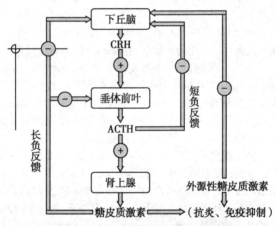

图 1-1　肾上腺皮质激素分泌的调节

近年对有关肾上腺皮质激素类快速作用及膜受体的新认识,使激素的作用机制有了新的阐明,也为临床应用提供了更为丰富的理论依据。随着对激素作用机制的深入了解,该类药物的临床合理用药水平也将提高。

1.1　化学结构与构效关系

肾上腺皮质激素类药物的基本结构为甾核,其共同的结构特点是为保持其生理功能所必需甾核 A 环的 $C_{4,5}$ 之间有一双键,C_3 上有酮基,C_{20} 上有一羰基。糖皮质激素的结构特征是在甾核 D 环的 C_{17} 上有 α 羟基,而在 C 环的 C_{11} 有氧(如可的松)或羟基(如氢化可的松),这类皮质激素对糖代谢的影响及抗炎等作用较强,而对水、盐代谢的作用较弱。盐皮质激素结构的特征是在甾核 D 环的 C_{17} 无 α-羟基及 C 环的 C_{11} 无氧(如去氧皮质酮),或虽有氧但与 18 位碳结合(如醛固酮),对水、盐代谢作用较强,而对糖代谢的作用很弱。为了提高糖皮质激素临床疗效,降低副作用,对该类药物的结构进行改造,合成了一系列的皮质激素类药物(图 1-2)。

肾上腺皮质激素基本结构　　　去氧皮质酮 (desoxycortone)

醛固酮 (aldosterone)　　　可的松 (cortisone)

氢化可的松 (hydrocortisone)　　　泼尼松 (prednisone)

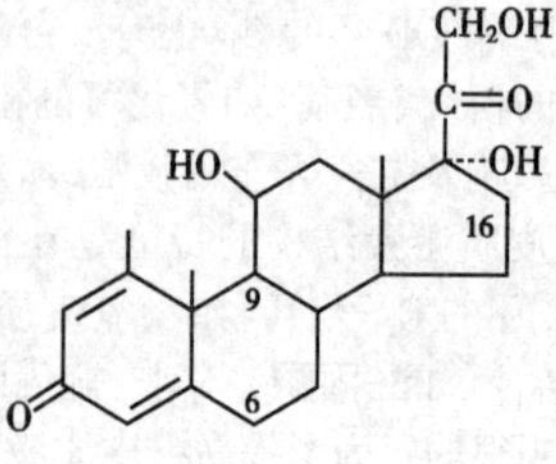

泼尼松龙（prednisolone）

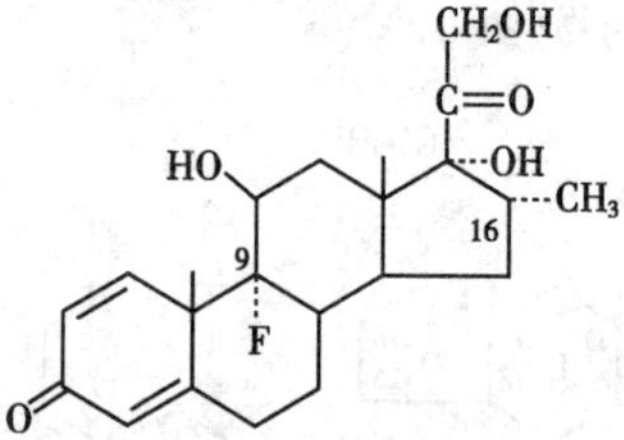

地塞米松（dexamethasone）

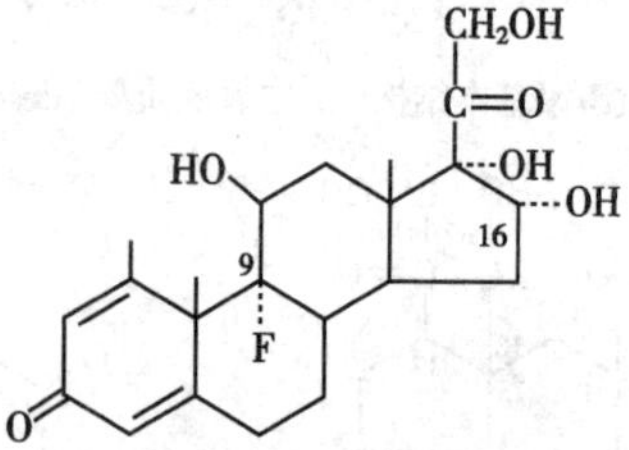

曲安西龙（triamcinolone）

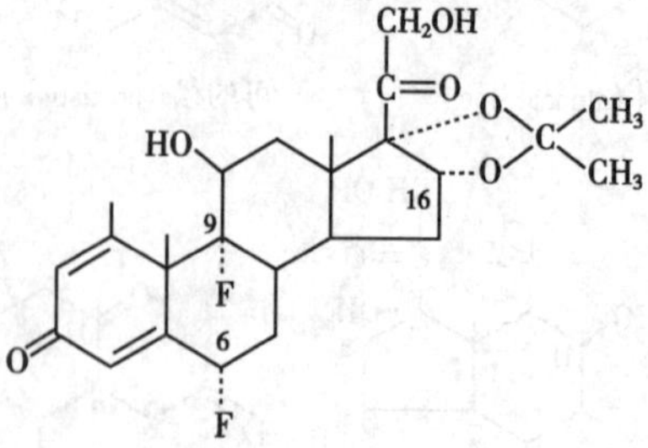

氟轻松（fluocinolone acetonide）

图 1-2　肾上腺皮质激素类药物的化学结构

（1）引入双键：如将 1 位和 2 位碳之间改成不饱和的双键，则可的松成为泼尼松（prednisone，强的松），而氢化可的松则成为泼尼松龙（hydroprednisone，强的松龙），其抗炎作用和对糖代谢的影响增加 4~5 倍，而对电解质代谢的影响减小。

（2）引入氟：若在氢化可的松 9α 位上引入氟，即成为氟氢可的松（fludrocortisone），其抗炎作用较前者约提高 10 倍，而水钠潴留的作用也增强。若在 6α 和 9α 位上都引入氟如氟轻松，其抗炎作用与水钠潴留作用也显著增加。

（3）引入甲基：若在 6α 位引入一甲基，抗炎作用增强，体内分解延缓。如泼尼松龙在 6α 位引入一甲基形成抗炎作用更强的甲泼尼龙（methylprednisolone）。在氟氢可的松的 16β 位引入甲基，即成为倍他米松；在其 16α 位引入甲基，则变成地塞米松；二者的抗炎作用显著增强，作用持续时间延长，但对水钠潴留影响小。

（4）引入羟基：若在 16α 位引入羟基，如 9α- 氟 -16α- 羟泼尼松即曲安西龙（triamcinolone，去炎松），其抗炎作用加强，而水钠潴留作用无变化。

糖皮质激素类药物氢化可的松（hydrocortisone）和可的松（cortisone）等用于严重全身性感染和感染性休克已有近 70 年的历史，作用广泛而复杂，且随剂量不同而变化。正常人每天分泌的氢化可的松为 15~30mg，生理情况下所分泌的糖皮质激素主要影响物质代谢过程，缺乏时，将引起代谢失调以致死亡；当应激状态时，机体分泌大量的糖皮质激素，可达正常剂量 10 倍，通过允许作用等，使机体能适应内外环境变化所产生的强烈刺激；超生理剂量（药理剂量）时，糖皮质激素除影响物质代谢外，还有抗炎、免疫抑制和抗休克等广泛的药理作用。

1.2 体内过程

（1）口服、注射均可吸收：口服可的松或氢化可的松后 1~2 小时血药浓度达高峰。一次给药作用持续 8~12 小时。混悬液局部注射吸收缓慢，可延长作用时间。

（2）分布：一般情况下，糖皮质激素类药物吸收后，在肝分布较多。氢化可的松进入血液后约90%与血浆蛋白结合,其中约80%与皮质激素运载蛋白(transcortin, corticosteroid binding globulin,CBG)结合,CBG在血浆中含量虽少,但亲和力大;10%与白蛋白结合;游离型约占10%。游离激素才可发挥靶器官的生物效应。与CBG结合能保护糖皮质激素不易被代谢,因而延长其在体内消除的时间。CBG在肝中合成,雌激素对其有明显促进作用,因此妊娠期间或雌激素治疗时,血中CBG浓度增高而使游离的氢化可的松减少,但正常月经周期中雌激素的含量变动不大,不影响CBG的浓度。当CBG增高时,游离型氢化可的松减少,反馈性地引起ACTH释放增加,又使游离型恢复到正常水平。此外,CBG亦可与其他甾体激素如性激素结合,故各种甾体激素之间可相互竞争。肝、肾疾病时CBG减少,游离型激素增多。

(3)代谢:糖皮质激素类药物主要在肝脏中代谢转化。主要代谢途径是A环上的还原反应,包括C_4~C_5之间的双键加氢还原为无活性的代谢物;C_3位的酮基被羟基取代,并通过羟基与葡萄糖醛酸或硫酸结合,由尿中排出。此外,C_{20}酮基还原和C_{17}侧链氧化代谢亦参与GC的代谢。故肝、肾功能不全时,糖皮质激素类药物的血浆$t_{1/2}$延长。可的松与泼尼松等在11β-羟甾脱氢酶(11β-HSD)作用下,将11位碳原子(C_{11})上的氧,在肝中转化为羟基,生成氢化可的松和泼尼松龙才有活性,故严重肝功能不全的患者宜应用氢化可的松或泼尼松龙。当与肝微粒体酶诱导剂如苯巴比妥、苯妥英钠等合用时,可加速皮质激素灭活,需加大糖皮质激素的用量。氢化可的松的血浆$t_{1/2}$为80~144分钟,但在2~8小时后仍具有生物活性。显然,其生物学$t_{1/2}$比血浆$t_{1/2}$长。剂量过大或肝、肾功能不全可使$t_{1/2}$延长;甲状腺功能亢进时,肝灭活皮质激素加速,使$t_{1/2}$缩短。泼尼松龙因不易被灭活,$t_{1/2}$可达200分钟。

(4)排泄:约90%的糖皮质激素的代谢物在48小时内从尿中排泄。几乎所有代谢物均与葡萄糖醛酸结合成酯后排泄,极少数与硫酸结合成酯或以非结合形式经尿排泄。常用糖皮质激素类药物的比较见表1-1。

表 1-1　常用糖皮质激素类药物的比较

类别	药物	对糖皮质激素受体的亲和力	水盐代谢（比值）	糖代谢（比值）	抗炎作用（比值）	等效剂量（mg）	血浆半衰期（min）	作用持续时间（h）
短效	氢化可的松	1.00	1.0	1.0	1.0	20.00	90	8~12
	可的松	0.01	0.8	0.8	0.8	25.00	30	8~12
中效	泼尼松	0.05	0.8	4.0	3.5	5.00	60	12~36
	泼尼松龙	2.20	0.8	4.0	4.0	5.00	200	12~36
	甲泼尼龙	11.90	0.5	5.0	5.0	4.00	180	12~36
	曲安西龙	1.90	0	5.0	5.0	4.00	>200	12~36
长效	地塞米松	7.10	0	20.0~30.0	30.0	0.75	100~300	36~54
	倍他米松	5.40	0	20.0~30.0	25.0~35.0	0.60	100~300	36~54

注：表中水盐代谢、糖代谢、抗炎作用的比值均以氢化可的松为 1 计；等效剂量以氢化可的松为标准计

1.3　药理作用及作用机制

糖皮质激素的作用广泛而复杂,且随剂量不同而不同,靶细胞分布于肝、肺、骨、脑、胃肠平滑肌、骨骼肌、成纤维细胞、淋巴组织、胸腺等处。

(1) 对代谢的影响

1) 糖代谢:糖皮质激素对维持血糖的正常水平和肝糖原、肌糖原的含量有重要作用。其增加肝、肌糖原含量,升高血糖的作用机制主要有:①促进糖原异生,利用肌肉蛋白质代谢中的一些氨基酸及其中间代谢物作为原料合成糖原;此外,氢化可的松对丙酮酸羧化酶、果糖 -1,6- 二磷酸酶、葡萄糖 -6- 磷酸酶等糖原异生的多种酶有激活作用,从而增加肝糖原和肌糖原;②减慢葡萄糖分解为 CO_2 的氧化过程,有利于中间代谢产物如丙酮酸和乳酸等在肝脏和肾脏再合成葡萄糖,增加血糖的来源;③减少机体组织对葡萄糖的利用。

2) 脂质代谢:短期应用对脂质代谢影响小。大剂量长期应用可激活四肢皮下的酯酶,四肢皮下脂肪分解加速,游离脂肪酸、酮体、血浆胆固醇增高;面背部对胰岛素分泌增加敏感,而四肢不敏感,可促进脂肪堆积;故促使皮下脂肪重新分布在面部、上胸部、颈背部、腹部和臀部,形成向心性肥胖,表现为"满月脸"和"水牛背"。

3) 蛋白质代谢:糖皮质激素能加速胸腺、淋巴结、肌肉、皮肤、骨等组织的蛋白质分解代谢,增高血清氨基酸和尿中氮的排泄量,造成负氮平衡;大剂量糖皮质激素还能抑制蛋白质合成。因此久用可致淋巴结、胸腺萎缩、生长减慢、肌肉萎缩、皮肤变薄、骨质疏松和伤口愈合延缓等。故在用药期间应多进食高蛋白食物和少进食糖类,在严重损失蛋白质的肾病患者及多种影响蛋白质代谢的疾病中,采用激素治疗(尤其是长期治疗)时,须合用蛋白质同化类激素。

4) 核酸代谢:糖皮质激素对各种代谢的影响,主要是通过影响敏感组织中的核酸代谢来实现的。淋巴细胞实验发现,氢化可的松可诱导合成某种特殊的 mRNA,表达一种抑制细胞膜转运功能的蛋白质,从而抑制细胞对葡萄糖、氨基酸等能源物质的摄取,以致细胞合成代谢(包括RNA合成)受到抑制,而分解代谢增强。糖皮质激素还能促进肝细胞中其他多种RNA及某些酶蛋白的合成,进而影响多种物质代谢。

5)水和电解质代谢:糖皮质激素有较弱的盐皮质激素样保钠排钾作用,但大量、长期给药时则明显促进肾小管对Na^+的重吸收,增加K^+和H^+的排出,并因此导致高血压、低血钾和水肿。不同情况下,糖皮质激素对水的平衡也有重要作用,能增加肾小球滤过率和拮抗抗利尿激素的作用,减少肾小管对水的重吸收,故有利尿作用。此外,糖皮质激素过多时,还可引起低血钙;而肾上腺皮质功能不全时,则常伴有高血钙,这可能与其减少小肠对钙的吸收和抑制肾小管对钙的重吸收,从而促进尿钙排泄有关。长期用药将造成骨质脱钙。

(2)抗炎作用:糖皮质激素具有强大的抗炎作用,对各种原因造成的炎症反应均有抑制作用,包括感染性(细菌、病毒等)、物理性(烧伤、创伤等)、化学性(酸、碱等)、免疫性(各型变态反应)及无菌性(缺血性组织损伤)炎症等。对炎症的各个时期均有抑制作用,在急性炎症初期,本类药物能增加血管紧张性、减轻充血、降低毛细血管的通透性,减轻渗出和水肿;同时抑制白细胞浸润及吞噬反应,减少各种炎症因子的释放,从而改善红、肿、热、痛等症状。在炎症后期慢性炎症,糖皮质激素通过抑制毛细血管和成纤维细胞的增生,延缓胶原蛋白、黏多糖的合成及肉芽组织增生,防止粘连及瘢痕形成,减轻后遗症。但必须注意,炎症反应是机体的一种防御性反应,炎症后期的反应更是组织修复的重要过程。因此,糖皮质激素在抑制炎症、减轻症状的同时,也降低了机体的防御功能,若使用不当可致感染扩散,阻碍创面愈合。

糖皮质激素通过多种途径发挥作用,抗炎作用的基本机制是基因效应。糖皮质激素作为脂溶性分子,易于通过细胞膜进入细胞,与胞质内广泛存在的糖皮质激素受体(glucocorticoid receptor,GR)结合。GR由约800个氨基酸构成,主要有GRα和GRβ两种亚型。GRα活化后产生经典的激素效应，GRβ 则与拮抗 GRα、激素耐受等有关。未活化的 GRα 在胞质内与热休克蛋白（heat shock proteins，HSPs）等结合形成一种复合体，这种三维结构能够防止 GRα 对 DNA 产生作用。这种复合体与激素结合后，发生结构变化，HSPs 与 GRα 分离，随之结合激素的 GRα 易位进入细胞核，与特异性 DNA 位点即靶基因启动子（promoter）序列的糖皮质激素反应成分（glucocorticoid response element，GRE）或负性糖皮质激素反应成分（negative glucocorticoid response element，nGRE）相结合，启动基因转录，相应地引起转录增加或减少，改变相关蛋白的水平，进而对炎症反应所必需的细胞和分子产生影响而发挥抗炎作用（图 1-3）。

糖皮质激素的基因效应表现为：

1）对炎症抑制蛋白及某些靶酶的影响：①增加炎症抑制蛋白脂皮素 1（lipocortin 1）的生成，从而抑制磷脂酶 A_2，影响花生四烯酸代谢的连锁反应，使具有扩血管作用的前列腺素（PGE_2、PGI_2 等）和有趋化作用的白三烯类（LTA_4、LTB_4、LTC_4 和 LTD_4）等炎症介质减少；②抑制一氧化氮合酶和环氧酶 -2（cyclooxygenase-2，COX-2）等的表达，从而阻断 NO、PGE_2 等相关介质的产生；③诱导血管紧张素转化酶（angiotension-convertion enzyme，ACE）的生成，以降解可引起血管舒张和致痛作用的缓激肽，从而产生抗炎作用。

2）对细胞因子及黏附分子的影响：糖皮质激素不仅抑制多种炎性细胞因子（如 TNF-α、IL-1、IL-2、IL-5、IL-6、IL-8 等）产生，而且可在转录水平上直接抑制黏附分子如 E- 选择素及细胞间黏附分子 -1（intercellular adhesion molecule 1，ICAM-1）的表达；此外，还影响细胞因子及黏附分子生物学效应的发挥。另一方面，糖皮质激素还可增加多种抗炎介质如 NF-κB 抑制蛋白 1（inhibitory kappa B1，IκB1）、IL-10、IL-12、IL-1RA（interleukin-1 receptor antagonist）的表达。

3）对炎细胞凋亡的影响：在多种细胞系中，糖皮质素的处理可引起 c-myc、c-myb 等细胞增殖相关基因表达下调，特异性核酸内切酶表达增加，随后发生细胞凋亡。糖

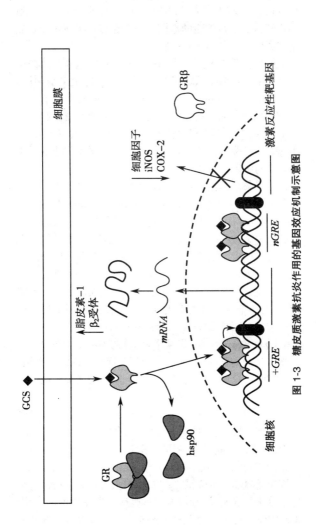

图 1-3　糖皮质激素抗炎作用的基因效应机制示意图

皮质激素诱导的炎细胞凋亡首先由 GR 介导基因转录,激活 caspase 和特异性核酸内切酶所致,这一作用是 GR 依赖性的,可被 GR 拮抗剂 RU38486 所阻断。诱导炎细胞凋亡和保护正常细胞的作用是内源性和外源性糖皮质激素抗炎作用的重要分子机制之一。

糖皮质激素发挥作用的另一重要机制是非基因快速效应。主要包括非基因的受体介导效应和生化效应两类,主要特点为起效迅速、对转录和蛋白质合成抑制剂不敏感。例如血浆内可的松与 ACTH 之间的负反馈机制对细胞的作用发生在数分钟内,这显然不是基因效应的结果。①非基因的受体介导效应。肾上腺皮质激素的非基因快速效应与细胞膜激素受体相关。有研究显示,糖皮质激素通过膜受体快速激活细胞内信号转导的机制与激活有丝分裂原活化的蛋白激酶(mitogen activated protein kinase, MAPK)通路有关,产生一系列生物学效应。目前这一受体的主要结构已基本清楚,并已成功克隆。②非基因的生化效应。糖皮质激素还可以直接抑制阳离子循环,而此效应与细胞内 ATP 的产生情况无关。近来证实了糖皮质激素对细胞能量代谢的直接影响。如糖皮质激素能溶入细胞膜,并影响细胞膜的生化特性,使线粒体内膜的离子通透性增加,从而导致氧化磷酸化耦联的解离。

(3)免疫抑制与抗过敏作用:糖皮质激素能解除许多过敏性疾病的症状,抑制因过敏反应而产生的病理变化,并能抑制组织器官的移植排异反应,对于自身免疫性疾病也能发挥一定的近期疗效。

1)对免疫系统的抑制作用:小剂量糖皮质激素主要抑制细胞免疫;大剂量则能抑制由 B 细胞转化成浆细胞的过程,使抗体生成减少,干扰体液免疫。

糖皮质激素对免疫过程的许多环节均有抑制作用:①抑制巨噬细胞对抗原的吞噬和处理;②使敏感动物的淋巴细胞破坏和解体,导致血中淋巴细胞迅速减少;③干扰淋巴组织在抗原作用下的分裂和增殖,阻断致敏 T 淋巴细胞所诱发的单核细胞和巨噬细胞的募集等,从而抑制组织器官的移植排斥反应和皮肤迟发型过敏反应,对于自身免疫性疾病也能发挥一定的近期疗效。糖皮质激素的抗炎作用对免疫反应引起的炎症也有较强抑制作用。

糖皮质激素的抑制免疫的机制与下列因素有关：①诱导淋巴细胞 DNA 降解，这种由甾体激素诱导的核 DNA 降解现象只发生于淋巴组织中，并具有糖皮质激素特异性；②影响淋巴细胞的物质代谢，减少葡萄糖、氨基酸以及核苷的跨膜转运过程，抑制淋巴细胞中 DNA、RNA 和蛋白质的生物合成，降低淋巴细胞中 RNA 聚合酶的活力并减少 ATP 的生成；③诱导淋巴细胞凋亡，体内和体外实验均证实糖皮质激素能够使胸腺细胞皱缩、膜起泡、染色体凝缩、核碎裂，形成凋亡小体，受影响的主要是 CD4/CD8 双阳性的未成熟淋巴细胞，还诱导 B 淋巴细胞凋亡；④抑制核转录因子 NF-κB 活性，NF-κB 是一种重要的转录调节因子，它在胞质内与 NF-κB 抑制蛋白 IκB 结合呈非活性状态，一旦被激活便与 IκB 解离而转入核内与特异的启动子结合，从而调控基因的表达。NF-κB 过度激活可导致多种炎性细胞因子的生成，与移植物排斥反应、炎症等疾病有关。糖皮质激素一方面通过其受体直接与 NF-κB 异源二聚体的 p65 亚基相互作用，抑制 NF-κB 与 DNA 结合，阻断其调控作用；另一方面能增加 NF-κB 抑制蛋白 IκBα 的合成，IκBα 于胞核内与激活的 NF-κB 结合，使 NF-κB 脱离靶基因 κB 位点回至胞质中，进而在胞质内重新配置，从而发挥免疫抑制作用。

2）抗过敏作用：在免疫过程中，由于抗原 - 抗体反应引起肥大细胞脱颗粒而释放组胺、5- 羟色胺、过敏性慢反应物质、缓激肽等多种过敏介质，从而引起一系列过敏性反应症状。糖皮质激素能减少过敏介质的产生，抑制因过敏反应而产生的病理变化，如过敏性充血、水肿、渗出、皮疹、平滑肌痉挛及细胞损害等，从而解除或减轻许多过敏性疾病的症状。

（4）**抗毒素作用**：糖皮质激素对细菌外毒素无作用，却有强大抗细菌内毒素作用。可提高机体对细菌内毒素的耐受力，研究发现糖皮质激素可使动物耐受脑膜炎双球菌、大肠杆菌等内毒素致死量数倍至数十倍，但对外毒素则无防御作用可减少内源性致热原的释放，有较好的退热作用，极大地改善中毒症状。

（5）**抗休克作用**：大剂量的糖皮质激素类药物已广泛用于各种严重休克，特别是中毒性休克的治疗。动物实验显示其对内毒素和出血性休克具有保护作用。一般认为大剂量糖皮质激素抗休克的作用机制除与抗炎、抗毒素及免疫抑制作用有关外，尚与下列因素有关：①稳定溶酶体膜，防止蛋白水解酶释放，并抑制心肌抑制因子（myocardial depressant factor，MDF）的形成，兴奋心脏、加强心肌收缩力。但对已释放的酶和 MDF 无灭活作用，故休克晚期应用激素效果不好。②扩张痉挛血管，降低血管对某些缩血管活性物质的敏感性，解除血管痉挛，使微循环血流动力学恢复正常。③保持毛细血管壁的完整性，降低毛细血管的通透性，减少血管内的体液流失，维持有效的循环血量。

（6）**允许作用**：糖皮质激素对某些组织细胞虽无直接作用，但可给其他激素发挥作用创造有利条件，称为允许作用（permissive action）。例如糖皮质激素可增强儿茶酚胺的收缩血管作用和胰高血糖素的升高血糖作用等。

（7）**其他作用**：

1）**血液与造血系统**：糖皮质激素能刺激骨髓造血功能，使红细胞和血红蛋白含量增加。大剂量可使血小板和纤维蛋白原增加，缩短凝血酶原时间；刺激骨髓的中性粒细胞释放入血而使中性粒细胞数增多，但却降低其游走、吞噬、消化及糖酵解等功能，因而减弱对炎症区的浸润与吞噬活动。临床可见肾上腺皮质功能减退者淋巴组织增生，淋巴细胞增多；而肾上腺皮质功能亢进者淋巴组织萎缩，淋巴细胞减少。

2）**中枢神经系统**：能提高中枢神经系统的兴奋性，长期大量应用糖皮质激素，可引起欣快、激动、失眠等，偶可诱发精神失常；大剂量可致儿童惊厥；此外，能降低大脑的电兴奋阈，诱发癫痫，故精神病患者和癫痫患者应慎用。

3）**消化系统**：糖皮质激素能增加胃蛋白酶和胃酸的分泌，增加食欲，促进消化。但大剂量应用则促进蛋白质的分解代谢，胃黏膜黏液分泌减少，上皮细胞转换率降低，胃黏膜细胞的自我保护与修复能力减弱，可诱发或加重胃及十二指肠溃疡。

4) 骨骼:长期大量应用糖皮质激素类药物时可抑制成骨细胞的活力、减少骨胶原的合成、促进胶原和骨基质的分解,导致骨质形成障碍。临床可出现骨质疏松,特别是脊椎骨,故可有腰背痛,甚至发生压缩性骨折、鱼骨样及楔形畸形等。

5) 退热作用:糖皮质激素常具有迅速而良好的退热作用,可能与其抑制体温中枢对致热原的反应、稳定溶酶体膜、减少内源性致热原的释放有关,可用于严重的中毒性感染。但是在发热诊断未明前,不可滥用。

6) 增强应激能力:肾上腺皮质受到损害的患者,抗感染和耐强烈刺激的能力下降。机体在受到某些强烈刺激,如麻醉、创伤、外科手术、烧伤、疼痛和胰岛素性低血糖反应时,能产生应激反应,此时机体对肾上腺皮质激素的需求量会明显增加,为补充内源性糖皮质激素分泌量不足,此时应及时使用糖皮质激素。糖皮质激素类增强应激能力的机制尚不清楚,可能与其维持心血管对儿茶酚胺的反应性及其抗炎、抗过敏作用以及允许作用有关。

7) 结缔组织与皮肤:糖皮质激素可抑制结缔组织中成纤维细胞的增生和胶原的合成,故可用于治疗以增生为主的慢性炎症,防止粘连及瘢痕的形成。另一方面,糖皮质激素也能影响创口愈合。糖皮质激素可使皮肤变薄,细胞小于正常,还与其降低 DNA 合成速率、抑制 RNA 的转录及有丝分裂而降低细胞分裂速度有关。糖皮质激素的这种抗增生作用,可降低增生性皮肤病(如银屑病)的细胞增殖和角质鳞屑的形成,以含氟的皮质激素类作用较强。此种局部抗有丝分裂作用可产生快速耐受性,因而临床宜采用间断给药的方法。

2

糖皮质激素临床应用概述

2.1 严重感染或预防炎症后遗症

（1）**严重急性感染**：主要用于中毒性感染或同时伴有休克者，如中毒性菌痢、暴发型流行性脑膜炎、重症伤寒、急性粟粒性肺结核、中毒性肺炎、猩红热及败血症等，在应用有效抗菌药物治疗感染的同时，常需静脉给予大剂量糖皮质激素，因其能增加机体对有害刺激的耐受性，减轻中毒症状，有利于争取时间进行抢救，以缓解因严重感染所致炎症、中毒和休克症状。病毒性感染不宜用激素，因用后可减低机体的防御能力反而使感染扩散。但对严重传染性肝炎、流行性腮腺炎、麻疹和乙型脑炎等，也有缓解症状的作用。

对于多种结核病的急性期，特别是渗出为主的结核病，如结核性脑膜炎、心包炎、胸膜炎、腹膜炎，在早期应用抗结核药物的同时辅以短程糖皮质激素，可迅速退热，减轻炎症渗出，使积液消退，减少愈合过程中发生的纤维增生及粘连。但剂量宜小，一般为常规剂量的 1/2~2/3。目前认为，在有效抗结核药物的作用下，糖皮质激素的治疗并不引起结核病灶的恶化。

（2）**治疗炎症及防止某些炎症的后遗症**：如果炎症发生在人体重要器官，由于炎症损害或恢复时产生粘连和瘢痕，将引起严重功能障碍，用糖皮质激素类可以减少炎性渗出，防止组织过度破坏，抑制粘连及瘢痕的形成。如脑膜炎、心包炎、损伤性关节炎、风湿性心瓣膜炎、睾丸炎以及烧伤后瘢痕挛缩等，早期应用糖皮质激素可防止后遗症的发生。眼科疾病如角膜炎、虹膜炎、视网膜炎和视神经炎等非特异性眼炎，应用糖皮质激素后也可迅速消炎止痛，防止角膜混浊和瘢痕粘连的发生。

急性重度呼吸道感染（severe acute respiratory syndrome，SARS），又称传染性非典型肺炎，是一种传染性极强的冠状病毒引起的肺部感染。在 SARS 暴发流行期间，糖皮质激素的恰当应用起到了缓解中毒症状，减轻肺组织的渗出、损伤及防止或减轻后期肺纤维化的作用。此应用中糖皮质激素治疗的"目标"不是病毒，而是全身炎症反应以及肺渗出和损伤的过程，同时，一些患者出现了严重的并发症和副作用，故目前对治疗 SARS 时如何应用糖皮质激素（指征、时机、疗程以及撤药等）尚存在着一些争议。此外，在神经外科急症中，糖皮质激素也用于脑创伤、高血压脑出血、蛛网膜下腔出血等疾病治疗。

2.2 自身免疫性疾病、器官移植排斥反应和过敏性疾病

（1）**自身免疫性疾病**：对于多发性皮肌炎，糖皮质激素为首选药。对于重症全身性红斑狼疮患者，如出现肾病综合征、急性脉管炎、溶血性贫血、血小板减少症、中枢神经受累或胸、腹膜有大量渗出液等症状时，应首选糖皮质激素治疗；其他如严重风湿热、风湿性心肌炎、结节性动脉周围炎、风湿性及类风湿关节炎、自身免疫性贫血和肾病综合征等，应用糖皮质激素后可缓解症状。一般采用综合疗法，不宜单用，以免引起不良反应。

皮质激素的分泌具有昼夜节律性，每日上午 8~10 时为分泌高峰，随后逐渐下降，午夜 12 时为低潮，这是由 ACTH 昼夜节律所引起。临床用药可随这种节律进行，以减小对肾上腺皮质功能的影响。目前维持量用法有两种：①每晨给药法，即每晨 7~8 时 1 次给药，用短效的可的松、氢化可的松等；②隔晨给药法，即每隔一日，早晨 7~8 时给药 1 次。此法应用中效的泼尼松、泼尼松龙，而不用长效的糖皮质激素，以免引起对下丘脑-垂体-肾上腺皮质轴的抑制。原发性和某些继发性肾小球疾病的病因和发病机制涉及甚多的免疫学范畴，目前在治疗上仍以糖皮质激素为主；对于原发性急进性肾小球肾炎，目前常选用大剂量甲泼尼松龙冲击疗法治疗。在长时间使用糖皮质激素

治疗过程中,遇下列情况之一者,应撤去或停用糖皮质激素:①维持量已减至正常基础需要量,如泼尼松5~7.5mg/d,经过长期观察,病情已稳定不再活动者;②因治疗效果差,不宜再用糖皮质激素,应改药者;③因严重副作用或并发症,难以继续用药者。

(2) 器官移植排斥反应:异体器官移植手术后所产生的免疫排斥反应也可使用糖皮质激素。可采用氢化可的松静脉给药,3日序贯用量为3g、2g和1g,必要时加用环孢素(cyclosporin)等免疫抑制药,常可提高疗效,并可减少两药的剂量。大剂量应用时宜并用氢氧化铝凝胶等以防止急性消化道出血。

(3) 过敏性疾病:如荨麻疹、血清热、花粉症、血管神经性水肿、过敏性鼻炎、支气管哮喘和过敏性休克等,此类疾病一般发作快,消失也快,治疗主要应用抗组胺药物和肾上腺素受体激动药。对严重病例或其他药物无效时,可应用本类激素作辅助治疗,旨在抑制抗原-抗体反应所引起的组织损害和炎症过程。如倍氯米松气雾剂,平喘疗效好,但应将剂量控制在每日0.4mg以下,否则易出现不良反应。近年来小剂量吸入型糖皮质激素已作为治疗哮喘的一线用药,与长效吸入型β_2受体激动剂等合用是较合理的用药方案,副作用较少。国外目前临床常用的吸入型糖皮质激素有曲安西龙、倍氯米松、布地奈德(budesonide)、氟替卡松(fluticasone)等。

2.3　抗休克治疗

感染中毒性休克,在有效的抗菌药物治疗下,可及早短时间突击使用大剂量糖皮质激素,待微循环改善、脱离休克状态时停用,且尽可能在抗菌药物之后使用,在撤去抗菌药物之前停用。2008年“处置严重脓毒血症及脓毒血症休克国际指导方针”及2011年糖皮质激素临床应用指导原则推荐:在治疗严重脓毒血症及脓毒血症休克时,每日糖皮质激素用量不大于氢化可的松300mg或相当于300mg氢化可的松的其他制剂。对过敏性休克,糖皮质激素为次选药,可与首选药肾上腺素合用,对病情较重或发展较快者,可同时静脉推注地塞米松 5~10mg 或静脉滴注氢化可的松 200~400mg(稀释于 5%~10% 葡萄糖液 100~200ml 中),以后视病情决定用量,好转后逐渐减少用量。对低血容量性休克,在补液、补电解质或输血后效果不佳者,可合用超大剂量的糖皮质激素。

2.4 血 液 病

用于治疗儿童急性淋巴细胞性白血病,目前采取与抗肿瘤药物联合的多药并用方案,但对急性非淋巴细胞性白血病的疗效较差。此外,还可用于粒细胞减少症、再生障碍性贫血、血小板减少症和过敏性紫癜等的治疗,一般于急性期特别是有急性或广泛溶血或出血时大剂量静脉给药,溶血或出血控制后逐渐减量,并需维持治疗数月,以免复发。

2.5 替 代 疗 法

用于急、慢性肾上腺皮质功能减退症(艾迪生病等,包括肾上腺危象)、腺垂体功能减退及肾上腺次全切除术后。患者需终生服用生理剂量的肾上腺皮质激素。一般维持量,可的松 12.5~25mg/d,或氢化可的松 10~20mg/d,常用方法是早上给予每日剂量的 2/3,下午给予剩下的 1/3。

2.6 局 部 应 用

糖皮质激素对常见皮肤病,如湿疹、接触性皮炎、银屑病等均有效,宜用氢化可的松、泼尼松龙或氟氢松等软膏、霜剂或洗剂局部用药。当肌肉韧带或关节劳损时,可将醋酸氢化可的松或醋酸泼尼松龙混悬液加入 1% 普鲁卡因注射液,肌内注射,也可注入韧带压痛点或关节腔内用以消炎止痛。鼻腔局部应用糖皮质激素可治疗变态反应性鼻炎、鼻息肉以及伴发鼻腔内息肉的鼻窦炎,疗效优于抗组胺药,且副作用轻微。对天疱疮及剥脱性皮炎等严重病例仍需全身用药。

2.7 恶性肿瘤

糖皮质激素还是控制晚期和转移性乳腺癌的重要药物。对骨转移引起的严重疼痛、胸膜和肺转移引起的呼吸困难、肝转移引起的疼痛、脑转移引起的颅内压迫症状均有一定疗效。前列腺癌术后患者，当雌激素疗效不佳，不能控制癌症的发展时，用泼尼松 10~20mg/d，可使症状明显改善。

（1）给药剂量：生理剂量和药理剂量的糖皮质激素具有不同的作用，应按不同治疗目的选择剂量。一般认为给药剂量（以泼尼松为例）可分为以下几种情况：①长期服用维持剂量：2.5~15.0mg/d；②小剂量：<0.5mg/(kg·d)；③中等剂量：0.5~1.0mg/(kg·d)；④大剂量：大于 1.0mg/(kg·d)；⑤冲击剂量：（以甲泼尼龙为例）7.5~30.0mg/(kg·d)。

（2）疗程：不同的疾病糖皮质激素疗程不同，一般可分为以下几种情况：①冲击治疗：疗程多小于 5 天。适用于危重症患者的抢救，如暴发型感染、过敏性休克、严重哮喘持续状态、过敏性喉头水肿、狼疮性脑病、重症大疱性皮肤病、重症药疹、急进性肾炎等。冲击治疗须配合其他有效治疗措施，可迅速停药，若无效大部分情况下不可在短时间内重复冲击治疗。②短程治疗：疗程小于 1 个月，包括应激性治疗。适用于感染或变态反应类疾病，如结核性脑膜炎及胸膜炎、剥脱性皮炎或器官移植急性排斥反应等。短程治疗须配合其他有效治疗措施，停药时需逐渐减量至停药。③中程治疗：疗程 3 个月以内。适用于病程较长且多器官受累性疾病，如风湿热等。生效后减至维持剂量，停药时需要逐渐递减。④长程治疗：疗程大于 3 个月。适用于器官移植后排斥反应的预防和治疗及反复发作、多器官受累的慢性自身免疫病，如系统性红斑狼疮、溶血性贫血、系统性血管炎、结节病、大疱性皮肤病等。维持治疗可采用每日或隔日给药，停药前亦应逐步过渡到隔日疗法后逐渐停药。⑤终身替代治疗：适用于原发性或继发性慢性肾上腺皮质功能减退症，并于各种应激情况下适当增加剂量。

2.8 不良反应与注意事项

（1）长期大剂量应用引起的不良反应：

1）医源性肾上腺皮质功能亢进：又称类肾上腺皮质功能亢进综合征或库欣综合征（cushing syndrome），这是过量激素引起脂代谢和水盐代谢紊乱的结果。表现为满月脸、水牛背、向心性肥胖、皮肤变薄、肌肉萎缩（长期负氮平衡造成，多发生于四肢的大肌肉群）、低血钾（可与肌肉萎缩合并造成肌无力）、水肿、骨质疏松、多毛、痤疮、高血压、高血脂、尿糖升高等，停药后症状可自行消退。必要时可加用抗糖尿病药物、抗高血压药物治疗，并采用低糖、低盐、高蛋白饮食及加用氯化钾等措施。

2）诱发或加重感染：系糖皮质激素抑制机体防御功能所致。长期应用可诱发感染或使体内潜在病灶扩散，特别是当原有疾病已使机体抵抗力降低时，如白血病、再生障碍性贫血、肾病综合征等疾病的患者更易发生。还可使原来静止的结核病灶扩散、恶化，故肺结核、脑膜结核、淋巴结核、腹膜结核等患者，应合用抗结核病药。

3）心血管系统并发症：长期应用糖皮质激素，由于水钠潴留和血脂升高可引起高血压和动脉粥样硬化。还可引起脑卒中、高血压性心脏病、血管脆性增加等。

4）消化系统并发症：因可刺激胃酸、胃蛋白酶的分泌并抑制胃黏液分泌，降低胃肠黏膜的抵抗力，增强迷走神经兴奋性，故可诱发或加剧胃、十二指肠溃疡，甚至造成消化道出血或穿孔。对少数患者可诱发脂肪肝或胰腺炎。

5）肌肉萎缩、骨质疏松、伤口愈合迟缓：与糖皮质激素促进蛋白质分解、抑制蛋白质合成及成骨细胞活性，增加钙、磷排泄等有关。骨质疏松多见于儿童、绝经期妇女和老人，严重者可发生自发性骨折。由于抑制生长激素的分泌和造成负氮平衡，还可影响儿童的生长发育，故需十分慎重，常采用短效或中效制剂，避免长效制剂。孕妇应用，偶可引起胎儿畸形。哺乳期妇女接受大剂量糖皮质激素治疗时应停止哺乳。

6）青光眼：可导致糖皮质激素性青光眼（glucocorticoid

induced glaucoma, GIG）。有报道长期持续应用糖皮质激素的患者约 40% 发生青光眼，应予注意。

（2）停药反应：

1）医源性肾上腺皮质功能不全：长期应用尤其是连日给药的患者，减量过快或突然停药时，可引起肾上腺皮质萎缩和功能不全。这是长期大剂量使用糖皮质激素，反馈性抑制垂体-肾上腺皮质轴所致。也有少数患者特别是当遇到感染、创伤、手术等严重应激情况时，可发生肾上腺危象，表现为恶心、呕吐、乏力、低血压和休克等，需及时抢救。防治方法：①停药须经缓慢的减量过程，不可骤然停药；②停药前连续应用 ACTH5~7 天左右；③在停药 1 年内如遇应激情况（感染或手术等），应及时给予足量的糖皮质激素。

肾上腺皮质功能的恢复时间与剂量、用药时间长短和个体差异等有关。停用激素后，垂体分泌 ACTH 的功能一般需经 3~5 个月恢复；肾上腺皮质对 ACTH 起反应功能的恢复约需 6~9 个月，甚至 1~2 年。

2）反跳现象：其发生原因可能是患者对糖皮质激素产生了依赖性或病情尚未完全控制，突然停药或减量过快而致原病复发或恶化。常需加大剂量再行治疗，待症状缓解后再缓慢减量、停药。

（3）禁忌证：糖皮质激素对机体可产生有利和不利两方面的作用。当适应证和禁忌证并存时，应全面分析，权衡利弊，慎重决定。病情危急的患者，虽有禁忌证存在，仍需用药，危险期过后，应尽早停药或减量。糖皮质激素应避免使用的包括：对糖皮质激素类药物过敏、曾患或现患严重精神病和癫痫、活动性消化性溃疡、骨折、新近胃肠吻合术、创伤修复期、单纯疱疹性角、结膜炎及溃疡性角膜炎、角膜溃疡、肾上腺皮质功能亢进症、严重高血压、严重糖尿病、活动性肺结核、较严重的骨质疏松、妊娠初期及产褥期、寻常型银屑病、抗菌药物不能控制的感染（如麻疹、水痘、真菌感染）等。但是，若有必须用糖皮质激素类药物才能控制疾病，挽救患者生命时，如果合并上述情况，可在积极治疗原发疾病、严密监测上述病情变化的同时，慎重使用糖皮质激素类药物。

（4）**注意事项**：儿童和绝经期妇女应用糖皮质激素易致骨质疏松甚至自发性骨折，可补充蛋白质、维生素 D 和钙盐。糖皮质激素可使水杨酸盐的消除加快，降低其疗效，两药合用，可使消化性溃疡的危险性加大。与强心苷和利尿药合用，应注意补钾。苯巴比妥和苯妥英钠等肝药酶诱导剂能加速糖皮质激素代谢，合用需要调整剂量。糖皮质激素可升高血糖，因而降低口服降血糖药或胰岛素的作用。糖皮质激素可使口服抗凝血药的效果降低，两药合用时抗凝血药的剂量需加大。

2.9　合理应用原则

（1）严格掌握适应证、禁忌证。

（2）合理制订糖皮质激素治疗方案，合理选择，足量足疗程。根据疾病的性质、病情严重程度选择合适的药物，并合理安排用法、用量及疗程。在抢救严重危及生命的适应证时，用量要足；可短期用药者应避免长期应用。为使患者及时度过危险期，可采用短期冲击疗法，病情稳定后务必逐渐减量；对停药后易复发的疾病，疗程一定要足；采用激素治疗的过程中，还应注意观察疗效和副作用、并发症，以便及时调整剂量，早作处理。

（3）注意停药反应和反跳现象，应逐步减量停药，以防引起旧病复发或出现肾上腺皮质功能不全，同时需要监测糖皮质激素的不良反应。

（4）重视疾病的综合治疗，及时应用其他辅助药物　如果需要长期使用糖皮质激素，应及时给予促皮质激素，以防肾上腺皮质功能减退，同时补钙、补钾，并限制钠盐的摄入量。

3

糖皮质激素在呼吸系统
疾病中的应用

3.1 支气管哮喘

支气管哮喘（bronchial asthma）是一种以慢性气道炎症为特征的异质性疾病，其标志性症状为喘息、气短、胸闷或咳嗽，且上述症状反复发作，变异性大，常在夜间和（或）清晨发作、加剧，多数患者可自行缓解或经治疗缓解，同时患者合并有可逆性呼出气流受限。

慢性气道炎症是哮喘主要的发病机制，多种细胞包括气道的炎症细胞和结构细胞（如嗜酸性粒细胞、肥大细胞、T淋巴细胞、中性粒细胞、平滑肌细胞、气道上皮细胞等）和细胞组分参与其中。哮喘的本质是气道炎症，也是发病的核心环节，气道高反应性是哮喘重要的病理生理学特征。

基于上述哮喘病理生理机制，糖皮质激素在哮喘中能够发挥以下作用：①干扰花生四烯酸代谢；②减少白三烯和前列腺素的合成；③抑制嗜酸性粒细胞的趋化与活化；④抑制细胞因子的合成；⑤减少微血管渗漏；⑥增加细胞膜上 β_2 受体的合成。因此，糖皮质激素在哮喘的长期治疗和哮喘急性加重的治疗中占有非常重要的地位。

【适应证】

基于哮喘的特征性慢性气道炎症发病机制，所有被明确诊断为哮喘的患者都可能是糖皮质激素的适用人群，但糖皮质激素的用法用量需要根据患者的病情而定。

【用法用量】

（1）哮喘长期治疗方案：对以往未经规范治疗的初诊哮喘患者可选择表 3-1 中第 2 级治疗方案，哮喘患者症状明显，应直接选择第 3 级治疗方案。而在每一级中都应按需使用缓解药物，以迅速缓解哮喘急性发作症状。

表 3-1　哮喘控制水平分级

指标	完全控制（满足以下所有条件）	部分控制（任何1周内出现以下任何1~2项）	未控制（在任何1周内）
白天症状	无（或≤2次/周）	>2次/周	出现≥3项部分控制特征
活动受限	无	有	
夜间症状/憋醒	无	有	
需要使用缓解药物的次数	无（或≤2次/周）	>2次/周	
肺功能（PEF或FEV$_1$）	正常	<预计值80%	
急性发作	无	≥每年1次	任何1周内出现1次

注:PEF:peak expiratory flow, 呼气峰流速;FEV$_1$:forced expiratory volume in 1 second,第一秒用力呼气流量

　　如果使用该分级治疗方案不能够使哮喘得到控制,治疗方案应该升级直至达到哮喘控制为止。当哮喘控制并维持至少3个月后,治疗方案可考虑降级。通常情况下患者在初诊后2~4周回访,以后每1~3个月随访1次。出现哮喘发作时应及时就诊,哮喘发作后2至4周内进行回访(表3-2,表3-3)。

表 3-2　哮喘长期药物治疗方案(不同级别)

降阶梯治疗 ⟸　治疗级别　⟹ 升阶梯治疗				
方案	第一级	第二级	第三级	第四级	第五级
首选方案		低剂量ICS	低剂量ICS/LABA	中或高剂量ICS/LABA	在第四级基础上加用抗-IgE治疗

续表

降阶梯治疗 ⟸ 治疗级别 ⟹ 升阶梯治疗				
方案	第一级	第二级	第三级	第四级	第五级

方案	第一级	第二级	第三级	第四级	第五级
替代方案	考虑使用低剂量ICS	LTRA（或茶碱）	中或高剂量ICS，低剂量ICS+LTRA（或茶碱）	高剂量ICS+LTRA（或茶碱）	加用低剂量口服激素（≤10mg/d）
缓解药物	按需使用SABA				

注：ICS：inhaled corticosteroid，吸入性糖皮质激素；LABA：long-acting β$_2$-agonist，长效β$_2$肾上腺素受体激动剂；SABA：short-acting β$_2$-agonist，短效β$_2$肾上腺素受体激动剂；LTRA：Leukotriene receptor antagonist，白三烯受体拮抗剂

表3-3 常用吸入性糖皮质激素剂量

激素种类	每天用量（μg）		
	低剂量	中剂量	高剂量
丙酸倍氯米松（CFC）	200~500	500~1000	>1000
布地奈德（DPI）	200~400	400~800	>800
环索奈德（HFA）	80~160	160~320	>320
丙酸氟替卡松（DPI）	100~250	250~500	>500
糠酸莫米松	110~220	220~440	>440
曲安奈德	400~1000	1000~2000	>2000

注：CFC：chlorofluorocarbon propellant，氯氟烃推进剂；DPI：dry powder inhaler，干粉吸入器；HFA：hydrofluoroalkane propellant，氢氟烷推进器

（2）哮喘急性发作：哮喘急性发作是指患者气促、咳嗽、胸闷等症状突然发生，常伴呼吸困难，以呼气流量降低为特征，病情轻重不一，严重者可在数分钟内危及生命。哮喘急性发作时，可在应用支气管扩张药物的基础上使用

糖皮质激素。

　　轻度或部分中度哮喘急性发作患者,在长期治疗方案上加用缓解药物(如支气管扩张剂),一般即可缓解。若患者病情不缓解,或患者评估为重度及危重度急性哮喘发作,应及时予以全身性糖皮质激素治疗。对于重度及危重度哮喘急性发作患者,口服和静脉应用糖皮质激素疗效相当,口服激素的优点在于使用便捷,价廉,但口服激素至少需要 4 个小时才能改善患者症状。口服激素常用泼尼松 1mg/(kg·d),每日最大剂量不超过 50mg,一次顿服,疗程 5~7 天。如出现以下情况,应使用静脉激素治疗:①呼吸困难严重至不能吞咽;②呕吐;③需要无创或有创通气时;④口服激素不能缓解病情的哮喘急性加重患者。静脉激素常用甲泼尼龙 80~160mg/d,疗程 5~7 天(表 3-4)。

表 3-4　哮喘急性发作时病情严重程度分级

临床特点	轻度	中度	重度	危重
气短	步行时	稍活动时	休息时	
体位	可平卧	喜坐位	端坐呼吸	
谈话方式	成句	字段	单字	不能讲话
精神状态	安静	稍烦躁	焦虑、烦躁	嗜睡、意识模糊
出汗	无	有	大汗淋漓	
呼吸频率	轻度增加	增加	>30 次/分	
辅助呼吸肌活动及三凹征	无	有	常有	胸腹矛盾运动
哮鸣音	呼气末	较响亮	响亮	减低或无
脉搏(次/分)	<100	100~120	>120	变慢或不规则

续表

临床特点	轻度	中度	重度	危重
肺性奇脉	无	10~25mmHg	>25mmHg	若无,提示呼吸肌疲劳
使用SABA后PEF占预计值	>80%	60%~80%	<60%	
PaO_2（空气）	正常	≥60mmHg	<60mmHg	<60mmHg
PCO_2	<45mmHg	≤45mmHg	>45mmHg	>45mmHg
SaO_2（空气）	>95%	91%~95%	≤90%	≤90%
pH				降低

注:PaO_2:动脉氧分压;PCO_2:动脉二氧化碳分压;SaO_2:动脉血氧饱和度;pH:酸碱度值

【禁忌证】

（1）激素药物过敏。

（2）口腔感染。

（3）严重精神病史。

（4）癫痫。

（5）活动性消化性溃疡。

（6）新近胃肠吻合术后。

（7）骨折。

（8）创伤修复期。

（9）单纯疱疹性角、结膜炎及溃疡性角膜炎、角膜溃疡。

（10）严重高血压。

（11）严重糖尿病。

（12）未能控制的感染(如水痘、真菌感染)。

（13）活动性肺结核。

（14）较严重的骨质疏松。

（15）妊娠初期及产褥期。

（16）寻常型银屑病。

需要注意的是，如哮喘病情严重，必须使用糖皮质激素，同时又合并上述情况，可在积极治疗原发疾病、严密监测上述病情变化的同时，慎重使用糖皮质激素。

【注意事项】

（1）副作用

1）吸入激素在口咽部的局部不良反应包括声音嘶哑、咽部不适和念珠菌感染，吸药后应及时用清水漱口。

2）长期高剂量吸入激素，肺炎及肺结核的发生风险可能上升，应密切关注。

3）长期高剂量吸入激素或全身使用激素，可能出现皮肤瘀斑、肾上腺功能一直、骨密度降低等全身不良反应。

（2）健康教育：由于气道吸入给药是哮喘的主要治疗方式，因此，如何合理使用吸入装置是患者教育中非常重要的内容。

参考文献

1. Global initiative for asthma.Global strategy for asthma management and prevention 2014.Available from：www.ginasthma.org.

2. 中华医学会呼吸病学分会哮喘学组．支气管哮喘防治指南（支气管哮喘的定义、诊断、治疗和管理方案）．中华结核和呼吸杂志，2008，31（3）：177-185.

3. 蔡柏蔷、李龙芸．协和呼吸病学．第2版．北京：中国协和医科大学出版社，2010.

3.2　慢性阻塞性肺疾病

慢性阻塞性肺疾病（chronic obstructive pulmonary disease，COPD）是一种以进行性发展的持续性气流受限为特征的，可以预防和治疗的疾病，与气道和肺组织对有害气体或颗粒的慢性炎症反应增强有关。同时，研究证实系统性炎症反应是COPD（尤其是急性加重期，acute exacerbation of COPD，AECOPD）的重要生理机制。因此，局部或全身应用具有抗炎作用的糖皮质激素是COPD重要的治疗手段。

【适应证】

(1) COPD 稳定期:研究显示,在 FEV_1(forced expiratory volume in 1 second,第一秒用力呼气流量)<60% 预计值的 COPD 稳定期患者中,规律地使用吸入性糖皮质激素能够改善患者的症状、肺功能以及生活质量,同时能降低 COPD 急性加重的频率。吸入性糖皮质激素治疗撤退后可能会导致一些患者的急性加重。但是,规律的吸入性糖皮质激素治疗并不能阻止 FEV_1 的长期下降趋势,也不能改变 COPD 患者的病死率。

对于长效支气管扩张剂不能完全控制的重度、极重度以及频繁急性加重的 COPD 患者,推荐长期使用吸入性糖皮质激素。需要注意的是,由于单用吸入性糖皮质激素的疗效不如联合应用吸入性糖皮质激素和支气管扩张剂,因此 COPD 患者不推荐长期应用吸入性糖皮质激素单药治疗。

研究证实,联合吸入性糖皮质激素,长效 β_2 受体激动剂以及长效抗胆碱药物能改善肺功能和生活质量,同时能更大程度的降低急性加重风险,但三药联合治疗还需要更多的研究进行评估。

GOLD(Global initiative for chronic obstructive lung disease,慢性阻塞性肺疾病全球倡议)指南综合肺功能水平、症状评分、急性加重次数三方面因素,将 COPD 患者群体疾病严重程度分为 ABCD 四组(表 3-5),并推荐 C、D 组的稳定期患者,规律联合应用吸入性糖皮质激素 + 吸入性支气管扩张剂(表 3-6)。

表 3-5 COPD 疾病严重程度分组

病情分组	特征		肺功能分级(级)	急性加重(次/年)	呼吸困难评级(级)	CAT 评分(分)
	风险	症状				
A	低	少	I ~ II	0~1	0~1	<10
B	低	多	I ~ II	0~1	≥2	≥10
C	高	少	III ~ IV	≥2	0~1	<10
D	高	多	III ~ IV	≥2	≥2	≥10

表 3-6　COPD 稳定期推荐初始用药方案

病情分组	首选方案	替代方案	其他药物 *
A	SAMA（必要时）或 SABA（必要时）	LAMA 或 LABA 或 SAMA+SABA	茶碱
B	LAMA 或 LABA	LAMA+LABA	SAMA 和（或）SABA 茶碱
C	ICS+LAMA 或 ICS+LABA	LAMA+LABA 或 LAMA+PDE-4 抑制剂 或 LABA+PDE-4 抑制剂	SAMA 和（或）SABA 茶碱
D	ICS+LAMA 或 ICS+LABA	ICS+LABA+LAMA 或 ICS+LABA+PDE-4 抑制剂 或 LAMA+LABA 或 LAMA+PDE-4 抑制剂	羧甲司坦 SABA 和（或）SAMA 茶碱

注：SAMA：short-acting anticholinergic，短效抗胆碱药；SABA：short-acting β_2-agonist，短效 β_2 肾上腺素受体激动剂；LAMA：long-acting anticholinergic，长效抗胆碱药；LABA：long-acting β_2-agonist，长效 β_2 肾上腺素受体激动剂；ICS：inhaled corticosteroid，吸入性糖皮质激素；PDE-4 抑制剂：phosphodiesterase-4 inhibitor，磷酸二酯酶-4 抑制剂。*：其他治疗药物可以单用，也可以和首选药物或替代方案联合使用

（2）COPD 急性加重期：研究显示，在 COPD 急性加重期（acute exacerbation of chronic obstructive pulmonary disease，AECOPD），全身应用糖皮质激素能够缩短患者回归稳定期的时间，改善肺功能（forced expiratory volume in 1 second，FEV_1）和动脉低氧血症（PaO_2），同时可以降低早期复发、治疗失败的风险，缩短住院时间。常用给药方式为口服或静脉，也有研究显示单独吸入布地奈德可能可以作为口服激素的替代治疗，但仍需后续的研究证实。目前推荐 COPD 急性加重期患者使用泼尼松 40mg/d，推荐疗程 5 天，推荐给药方式为口服，如患者口服给药困难，可选择静脉给药。

　　糖皮质激素在 AECOPD 治疗中占有重要地位,见表 3-7、表 3-8。

表 3-7　重度 AECOPD 的治疗

评估症状、血气、X 线胸片的严重程度

氧疗,连续监测动脉血气

支气管扩张剂:
　　增加短效支气管扩张剂的剂量和(或)频率
　　联合短效 β_2 受体激动剂和抗胆碱能药物

使用雾化装置

有细菌感染征象时考虑使用抗生素

考虑使用无创机械通气

贯穿始终的治疗:
　　液体平衡和营养的监控
　　考虑皮下注射肝素或低分子肝素
　　识别并治疗合并症

密切监测病情变化

表 3-8　AECOPD 住院治疗

呼吸支持	药物治疗
氧疗	支气管扩张剂
通气支持:	糖皮质激素
无创机械通气	抗生素
有创机械通气	
辅助治疗	

【用法用量】

表 3-9　COPD 常用糖皮质激素类药物

药物名称	剂量	给药方式	推荐疗程
吸入性糖皮质激素			
倍氯米松	50~400μg	MDI&DPI	据病情
布地奈德	100、200、400μg	DPI	据病情
氟替卡松	50~500μg	MDI&DPI	据病情

续表

药物名称	剂量	给药方式	推荐疗程
长效 β_2 受体激动剂和吸入性糖皮质激素联合制剂			
福莫特罗 / 布地奈德	4.5/160μg	MDI	据病情长期 规律使用
沙美特罗 / 氟替卡松	50/100、250、500μg	DPI	据病情长期 规律使用
福莫特罗 / 莫米松	10/200、400μg	MDI	据病情长期 规律使用
维兰特罗 / 氟替卡松	25/100μg	DPI	据病情长期 规律使用
全身性糖皮质激素			
泼尼松	5~60mg	口服	5 天
甲泼尼龙	40mg	静脉	5 天

注:MDI:metered dose inhaler,定量雾化吸入器;DPI:dry powder inhaler,干粉吸入器

【禁忌证】

同哮喘。

【注意事项】

(1) 长期应用吸入性糖皮质激素可能增加口腔念珠菌病、声音嘶哑、咽部不适、自发性皮肤损伤的发生,同时可能增加肺炎、肺结核的发生风险。而长期使用吸入性糖皮质激素对于骨密度的影响仍然存在争议。

长期口服或静脉使用糖皮质激素有许多显而易见的副作用,COPD 患者长期口服糖皮质激素的一个重要副作用就是激素性肌病,该病会导致肌无力,肌肉功能下降,并最终导致极其严重的 COPD 患者的呼吸衰竭,鉴于长期口服激素的毒副作用显而易见,因此 COPD 患者不推荐长期口服或静脉使用糖皮质激素。

(2) 使用吸入性糖皮质激素后,应及时用清水漱口咽部,减少激素的口咽部副作用。考虑到长期应用吸入性糖皮质激素可能导致的肺炎的风险,长期吸入性糖皮质激素治疗不能超适应证使用。

吸入性糖皮质激素在 COPD 中应用时的量 - 效关系和长期安全性尚不清楚，在哮喘的治疗中，吸入性糖皮质激素的疗效及副作用与激素的剂量和种类有关，但这些因素在 COPD 激素治疗中是否适用尚不清楚。故对于 COPD 患者，不推荐超适应证、超剂量、超疗程使用糖皮质激素。

参考文献

1. 中华医学会呼吸病学分会慢性阻塞性肺疾病学组 . 慢性阻塞性肺疾病诊治指南 . 2013 年修订版 . 中华结核和呼吸杂志，2013，36（4）：255-263.

2. GOLD Executive Committee.Global strategy for the diagnosis，management and prevention of chronic obstructive pulmonary disease（updated 2014）.http：//www.goldcopd.com

3. 中华人民共和国卫生部（现国家卫生和计划生育委员会）. 糖皮质激素类药物临床应用指导原则（2011 版）. 卫办医政发〔2011〕23 号 .

4. 王吉耀 . 内科学 . 第 2 版 . 北京：人民卫生出版社，2010.

5. 钟南山 . 呼吸病学 . 第 2 版 . 北京：人民卫生出版社，2012.

3.3　嗜酸性粒细胞支气管炎

正常人痰液中的细胞类型以巨噬细胞及较少的中性粒细胞为主，而嗜酸性粒细胞的比例非常低，一般低于 2.5%，当患者痰液当中嗜酸性粒细胞比例超过 2.5% 时即可定义为嗜酸性粒细胞支气管炎（eosinophilic bronchitis，EB）。EB 可能是多种疾病的临床表现，包括经典的哮喘，咳嗽变异性哮喘，非哮喘性 EB，慢性阻塞性肺疾病（chronic obstructive pulmonary disease，COPD）等。目前，在临床上，EB 特指非哮喘性 EB。此时 EB 的定义为：反复发作性咳嗽但没有可逆性气流受限的临床表现和客观证据，也不存在气道高反应性（支气管激发试验阴性），同时痰液中的嗜酸性粒细胞比例大于 2.5%。

EB 本质上是由嗜酸性粒细胞等炎症细胞导致的慢性炎症，其病理生理机制与哮喘类似，两者主要区别在于，哮喘发病过程中，肥大细胞会聚集于气道平滑肌细胞，促进

白细胞介素 -13 的分泌,进一步导致气道狭窄,引起气道高反应性及可逆性气流受限临床表现,而 EB 无上述病理生理过程。

基于上述发病机制,EB 的治疗也与哮喘有许多相同之处,糖皮质激素在 EB 的治疗中占有非常重要的地位。

【适应证】

所有明确诊断为非哮喘性 EB 的患者都可能是糖皮质激素的适应人群,且 EB 患者对激素治疗反应好,经正规治疗后,患者预后多较好。

【用法用量】

EB 患者首选吸入性糖皮质激素治疗,目前关于 EB 激素治疗的剂量、疗程等尚缺乏大规模的临床研究。但推荐按照哮喘药物指南进行治疗,其中白三烯受体拮抗剂在 EB 中的作用尚不明确,不推荐使用,而 EB 患者也较少出现急性气流受限、呼吸困难,故大剂量全身糖皮质激素及速效 β 受体激动剂也不推荐使用。根据患者病情严重程度,选择从第二级或第三级起始治疗,同时要根据患者治疗反应进行降阶或升阶治疗(表 3-10)。

表 3-10　EB 长期药物治疗方案(不同级别)

降阶梯治疗 ⟸		治疗级别	⟹ 升阶梯治疗	
方案	第一级	第二级	第三级	第四级	第五级
首选方案		低剂量 ICS	低剂量 ICS/ LABA	中或高剂量 ICS/ LABA	加用抗 - IgE 治疗
替代方案	考虑使用低剂量 ICS		中或高剂量 ICS,		加用低剂量口服激素 (≤10mg/d)

注:ICS:inhaled corticosteroid, 吸入性糖皮质激素;LABA:long-acting β2-agonist, 长效 β2 肾上腺素受体激动剂;ICS 剂量见哮喘部分

【禁忌证】
同哮喘。

【注意事项】

（1）长期应用吸入性糖皮质激素可能增加口腔念珠菌病、声音嘶哑、咽部不适、自发性皮肤损伤的发生，同时可能增加肺炎、肺结核的发生风险。

（2）使用吸入性糖皮质激素后，应及时用清水漱口咽部，减少激素的口咽部副作用。

参考文献

1. Brightling CE.Cough due to asthma and nonasthmatic eosinophilic bronchitis.Lung,2010,188 Suppl 1：S13-17.

2. Global initiative for asthma.Global strategy for asthma management and prevention 2014.Available from：www.ginasthma.org.

3. Morice AH,McGarvey L,Pavord I.British Thoracic Society Cough Guideline G.Recommendations for the management of cough in adults.Thorax,2006,61 Suppl 1：i1-24

3.4　弥漫性泛细支气管炎

弥漫性泛细支气管炎（diffuse panbronchiolitis，DPB）是一种主要累及各级呼吸性细支气管的进展性化脓性阻塞性气道疾病，常伴发鼻窦炎，常见临床表现为慢性咳嗽、多痰及劳力性呼吸困难，该病进一步进展，可发展为支气管扩张，呼吸衰竭甚至导致患者死亡。目前研究发现，人类白细胞抗原-Bw54（human leukocyte antigen-Bw54，HLA-Bw54）可能与 DPB 的遗传易感性有关，而气道感染（尤其是铜绿假单胞菌感染）及慢性气道炎症也是 DPB 的重要病理生理机制。

大量的临床研究表明，DPB 应首选大环内酯类药物长期治疗，一旦诊断应尽快应用，首选每日 400mg 或 600mg 红霉素，分 2~3 次口服，如患者临床疗效不佳，可换用每日口服 200mg 或 400mg 克拉霉素，或每日口服 150mg 或 300mg 罗红霉素。疗程一般应大于 6 个月，若控制效果不理想，疗程应延长至 2 年以上。需注意糖皮质激素并不是DPB 患者的长期治疗方案，而只是在某些特殊情况下的短期治疗方案。

【适应证】

（1）出现严重的支气管痉挛时。某些 DPB 患者急性加重时可伴发严重支气管痉挛，出现呼吸困难，且支气管扩张剂不能有效缓解，此时可考虑全身使用糖皮质激素治疗。

（2）合并重症肺炎时。

【用法用量】

DPB 合并严重支气管痉挛时，可选用泼尼松（强的松）1mg/（kg·d），每日最大剂量不超过 50mg，一次顿服，疗程 5~7 天。

【禁忌证】

（1）合并有明确的肺部感染；但这并不是绝对禁忌证，当患者合并重症肺炎及严重全身炎症反应需要使用糖皮质激素时，可在使用大环内酯类的基础上短期使用糖皮质激素。

（2）其他禁忌证同哮喘。

【注意事项】

长期口服激素可出现代谢紊乱、肾上腺皮质功能减退、免疫功能紊乱等一系列副作用，因尽量避免长期使用激素。

参考文献

1. Poletti V，Casoni G，Chilosi M，et al.Diffuse panbronchiolitis.The European respiratory journal，2006，28（4）：862-871.
2. 蔡柏蔷，李龙芸 . 协和呼吸病学 . 第 2 版 . 北京：中国协和医科大学出版社，2010.

3.5　重症肺炎

重症肺炎常指需要进入 ICU 治疗的肺炎。2007 年美国指南对重症 CAP 的标准进行了较大修改，凡符合 1 条主要标准或 3 条次要标准即可诊断重症肺炎（表 3-10）。在重症感染疾病中，过度的炎症反应有致命的毒性，能够导致组织器官的衰竭。糖皮质激素因其具有免疫调节的作用,被有效用于调节炎症因子网络的平衡。在重症肺炎,通过在研究炎症因子水平和动物模型,提示糖皮质激素可能有辅助治疗作用,但目前糖皮质激素在**重症肺炎**中的临床应用仍充满争议,国内外肺炎指南中也没有给出糖皮质激素的使用标准(表 3-11)。

表 3-11　重症肺炎诊断标准

次要标准
呼吸频率≥30 次 / 分
$PaO_2/FiO_2 \leqslant 250$
多肺段浸润
意识模糊 / 定向障碍
尿毒血症($BUN>7mmol/L(20mg/dl)$)
感染引起的白细胞减少(白细胞计数 <4000 个 /μl)
血小板减少(血小板计数 <100 000 个 /μl)
低体温(深部体温 <36℃)
低血压,须进行积极的液体复苏
主要标准
有创机械通气
感染性休克,须使用血管升压类药物

【适应证】

大量的 RCT 研究已经证明激素的临床应用作用缺乏证据,激素不能被推荐用于治疗重症肺炎的辅助治疗。但是在一些特殊情况,如:有明确的肾上腺相对分泌不足的重症患者;已进行充分抗生素治疗的进展性的 ARDS 患者和因为免疫抑制剂的中断导致病情加重的疾病,理论上可以通过激素的抗炎和免疫调节作用来获益。

【用法用量】

目前没有统一的标准。建议根据患者的具体情况制定治疗方案。

【禁忌证】

同哮喘。

【注意事项】

大剂量使用糖皮质激素可能诱导感染加重,故充分有效的抗感染治疗是十分必要的。

参考文献

1. 陈灏珠.实用内科学.第9版.北京:人民卫生出版社,2009.
2. Ming Cheng,Zhi-yong Pan,Jiong Yang,ta al.Corticosteroid Therapy for Severe Community-Acquired Pneumonia:A Meta-Analysis.Respir Care,2014,59:557-563.

3.6　传染性非典型性肺炎

传染性非典型性肺炎是由一种新型冠状病毒导致的以发热、呼吸道症状为主要表现的具有传染性的临床综合征,也被称为重症急性呼吸综合征(SARS)。最初于2002年11月在我国广东省首次发现,此后迅速蔓延到五大洲的30多个国家,导致多于8000人患病。尽管多数SARS患者的病情可以自然缓解,但大约有30%的病例属于重症病例,其中部分可能进展至急性肺损伤或ARDS。因此对于重症患者需要严动态观察,加强监护,及时给予呼吸支持,合理使用糖皮质激素,加强营养支持和器官功能保护,注意水、电解质和酸碱平衡,预防和治疗继发感染,及时处理并发症。

【适应证】

糖皮质激素能够通过调节SARS晚期的炎症因子失调防止和减慢快速进展的呼吸窘迫。中华医学会推荐在以下情况下才考虑使用糖皮质激素:①有严重的中毒症状,持续高热不退,经对症治疗3天以上最高体温仍超过39℃;②X线胸片显示多发或大片阴影,进展迅速,48小时之内病灶面积增大>50%且在正位胸片上占双肺总面积的1/4以上;③达到急性肺损伤或ARDS的诊断标准。

【用法用量】

成人推荐剂量相当于甲泼尼龙2~4mg/(kg·d),当临床表现改善或X线胸片显示肺内阴影有所吸收时,应及时减量停用。通常静脉给药1~2周后可改为口服泼尼松或泼尼松龙,总疗程一般不超过4周,不宜过大剂量或过长疗程。多个研究一致认为高剂量的甲泼尼龙(250~500mg,每天1次,3~6天)能够挽救影像学表现急剧恶化,氧需要量明显增加和呼吸窘迫的 SARS 患者的生命。

【禁忌证】

同哮喘。

【注意事项】

（1）在使用糖皮质激素的同时应用制酸剂和胃黏膜保护剂预防胃黏膜病变，还应警惕骨缺血性改变和继发细菌或（和）真菌感染，以及原已稳定的结核病灶的复发和扩散。

（2）高剂量激素的使用可以导致败血症、呼吸机相关性肺炎和全身性真菌感染。

参考文献

1. 陈灏珠．实用内科学．第 9 版．北京：人民卫生出版社，2009．

2. 中华医学会呼吸病学分会．传染性非典型肺炎临床诊治标准专家共识．中国结核和呼吸杂志，2003，26（6）：323-324．

3. Zhong NS，Zeng GQ．Our strategies for fighting severe acute respiratory syndrome（SARS）．Am J Respir Crit Care Med，2003，168：7-9．

4. Sung JJ，Wu A，Joynt GM，et al．Severe acute respiratory syndrome：report of treatment and outcome after a major outbreak．Thorax，2004，59：414-420．

5. Tsang KW，Ooi GC，Ho PL．Diagnosis and pharmacotherapy of severe acute respiratory syndrome：what have we learnt？Eur Respir J，2004，24（6）：1025-1032．

3.7 肺 结 核

结核是一种由结核分枝杆菌感染引起的传染性疾病，最常累及肺部，但同时也可累及全身其他多个部位。结核最主要的传播源是排菌者（尤其是开放性肺结核患者），传播途径为空气传播，总体来说，感染结核分枝杆菌后，只有少部分人群会发展为结核病，但在机体免疫力低下如合并有 HIV（human immunodeficiency virus，人类免疫缺陷病毒）感染、服用免疫抑制剂的情况下，结核发病率显著上升。结核病是成年人传染病中的主要致死原因，是威胁人类健康的重要疾病。据世界卫生组织（world health organization，WHO）的报告，2013 年，全球共有约 900 万新发结核病患者，有约 150 万患者死于结核病。作为最常见的结核病类型，肺结核患者可出现咳嗽、咳痰、咯血、胸痛及潮热、盗汗等临床表现。

肺结核的治疗以标准化药物治疗为主，治疗药物主要有：异烟肼、利福平、乙胺丁醇、吡嗪酰胺、链霉素等，根据患者是否初治，所感染分枝杆菌是否耐药等制定不同的治疗方案。肺结核的治疗应遵循早期、联合、适量、规律及全程原则。

研究显示，长期应用吸入性糖皮质激素，会导致肺结核的发病风险增加，因治疗需要长期口服激素的患者，肺结核的发病急复发风险也有增高，这可能与糖皮质激素导致的免疫功能紊乱有关。但另一方面，激素具有强大的抗炎、抗毒素、调节免疫、抗纤维化作用，因此在肺结核合并某些特殊情况时，可适当选择使用糖皮质激素。

【适应证】

糖皮质激素在肺结核中的应用存在很多争议，而且目前尚缺乏大规模临床研究证据支持，但根据专家共识和临床经验，肺结核患者出现以下情况，可考虑在抗结核药物治疗的基础上使用糖皮质激素。

（1）粟粒性肺结核、浸润性肺结核、重症肺结核等所致的严重全身中毒状态：当上述类型肺结核导致患者出现高热等严重全身中毒表现时，在标准的抗结核药物治疗的基础上，全身应用糖皮质激素可发挥强大的抗炎作用，改善患者上述临床症状，加快患者肺部病变的吸收。

（2）合并有结核性胸膜炎：在严重结核性胸膜炎（全身中毒症状明显，液体渗出多）早期，配合标准药物治疗、抽液，全身应用糖皮质激素可以缓解中毒症状，促进积液吸收，同时可以减少或防治结核感染所致的浆膜纤维粘连。

（3）HIV- 结核相关免疫重构性炎症综合征（HIV-tuberculosis-associated immune reconstitution inflammatory syndrome，TB-IRIS）：合并有 HIV 感染的肺结核患者，在抗结核治疗基础上开始抗逆转录治疗数周内，约有 8%~43%

的患者会出现结核复发甚至加重,包括临床症状和胸部影像学的加重,结核感染淋巴结增大等表现,称为 TB-IRIS,其发病基础可能与此类患者特殊的免疫状态有关。有研究显示,在抗结核治疗和抗逆转录治疗的基础上,全身应用糖皮质激素可以降低 TB-IRIS 患者炎症因子水平,改善症状,降低 TB-IRIS 患病率。

【用法用量】

(1)对于肺结核合并的严重全身中毒症状以及结核性胸膜炎,一般推荐泼尼松 30~40mg/d,顿服,疗程 1~2 周,之后逐渐减量,每周递减 2.5~5mg,至每日量 5mg 时维持 5~7 天停药。

(2)对于 TB-IRIS,有研究证实口服泼尼松 1.5mg/(kg·d),持续 2 周,继续减量至 0.75mg/(kg·d),维持 2 周,疗程共 4 周,可使 TB-IRIS 患者临床获益。此治疗方案尚需要更多的临床研究验证。

【禁忌证】

(1)耐多药结核。

(2)合并有消化性溃疡。

(3)合并有糖尿病。

(4)合并有严重高血压。

(5)合并有 HIV 感染,同时无 TB-IRIS 者。

(6)合并有干酪性、粘连性腹膜炎或合并有肠结核。

(7)妊娠期肺结核慎用。

【注意事项】

最需要关注的副作用就是抗结核治疗效果不佳或结核复发,故肺结核患者必须在标准抗结核药物治疗基础上严格按适应证使用糖皮质激素,且需要遵循短疗程原则,不可长期使用糖皮质激素。同时需注意全身应用糖皮质激素所致的水电解质紊乱、代谢紊乱等全身不良效应。

参考文献

1. WHO.Global tuberculosis report 2014.http://www.who.int/

2. International Standards for Tuberculosis Care,3th ed.TB CARE I,The Hague,2014.

3. WHO.Treatment of Tuberculosis:Guidelines.4th ed.2009.http://

www.who.int/

4. Centers for Disease Control and Prevention.Treatment of Tuberculosis,American Thoracic Society,CDC,and Infectious Diseases Society of America.MMWR 2003,52(RR-11):1-82.

5. Meintjes G,Skolimowska KH,Wilkinson KA,et al.Corticosteroid-modulated immune activation in the tuberculosis immune reconstitution inflammatory syndrome.American journal of respiratory and critical care medicine,2012,186(4):369-377.

3.8　过敏性支气管肺曲霉菌病

　　过敏性支气管肺曲霉菌病（ABPA）是一种因对曲霉菌过敏导致的肺部免疫疾病，其临床表现主要为慢性哮喘，反复的肺部浸润和支气管扩张。大部分病例发生于哮喘或囊性肺纤维。ABPA 的普通人群流行率还不是很清楚。但是在哮喘患者中 ABPA 大约占了 13%。该疾病最好能在发生支气管扩张之前被诊断，如果发展至支气管扩张则提示预后较差。因为许多 ABPA 患者有很少的症状或者没有明显的症状，所以在处理任何支气管哮喘患者的同时，无论其严重程度和控制程度怎样都应该筛查是否存在 ABPA，常用的筛查方法是曲霉菌皮肤测试。

【适应证】

　　ABPA 处理的目的是减少这个疾病的急性加重及逐渐进展的肺部疾病和支气管扩张。口服激素是 ABPA 的主要处理方式。他们抑制由烟曲霉菌诱导的过敏反应和炎症反应，而不是根除这个病菌。激素的使用可以缓解气管的痉挛，减轻影像学浸润，减少血清总 IgE 和外周嗜酸性粒细胞。

【用法用量】

　　推荐每天给予口服泼尼松（0.5mg/(kg·d)）连续 2 周，然后逐渐减量。治疗的持续时间应该根据患者的临床表现具有个体化。但是大部分患者需要延长低剂量激素的治疗来控制他们的症状和减少复发的频率。吸入激素可以控制哮喘的症状，但是部分少量研究显示没有发现吸入激素能够预防 ABPA 患者肺部损伤的进展。

【禁忌证】

同哮喘。

【注意事项】

总的血清 IgE 是 ABPA 疾病活动度的标记物。应该在初始治疗 6~8 周后进行检查,然后在一年内,每隔 8 周检查一次,确定每隔患者个人的基线范围。激素治疗可以降低患者总的血清 IgE 水平,随后缓解症状和改善影像学。治疗的目的不是为了使 IgE 水平正常,而是减少 IgE 水平 35%~50%,可以改善临床症状和影像学的病变。治疗目标应该保持总的 IgE 血清水平处在一个稳定状态。

全身给予糖皮质激素的副作用很多。推荐患者在用糖皮质激素处理时应该接受肺炎链球菌疫苗和流感疫苗,积极补钙和维生素 D,保护胃黏膜,并密切监测骨质疏松。侵袭性肺曲霉菌病和中央神经系统疾病已经被报道出现在全身激素处理 ABPA 患者中。

参考文献

1. Ritesh Agarwal, MD, DM, FCCP Allergic Bronchopulmonary Aspergillosis Chest.2009, 135:805-826.

2. Bodey GP, Glann AS.Central nervous system aspergillosis following steroidal therapy for allergic bronchopulmonary aspergillosis. Chest, 1993, 103:299-301.

3. Walsh TJ, Anaissie EJ, Denning DW, et al.Treatment of aspergillosis:clinical practice guidelines of the Infectious Diseases Society of America.CID, 2008, 46:327-360.

4. Patterson1 K, Strek ME.Allergic Bronchopulmonary Aspergillosis, Proc Am Thorac Soc, 2010, 7:237-244.

3.9 急性呼吸窘迫综合征

急性呼吸窘迫综合征(acute respiratory distress syndrome, ARDS)是指心源性以外的各种肺内外致病因素导致的急性、进行性、缺氧性呼吸衰竭。依照 2012 年新的柏林定义,轻度 ARDS 患者存在轻度缺氧,定义为动脉血氧分压/吸入氧气分数比值介于 201~300mmHg($PaO_2/FIO_2=$

201~300mmHg）；中度缺氧者（PaO_2/FIO_2=101~200mmHg）则为中度 ARDS 患者，重度缺氧者（$PaO_2/FIO_2 \leqslant 100$mmHg）为重度 ARDS 患者。

全身和局部的炎症反应是 ARDS 发生和发展的重要机制，研究显示血浆和肺泡灌洗液中的炎症因子浓度升高与 ARDS 病死率成正相关。长期以来，大量的研究试图应用糖皮质激素控制炎症反应，预防和治疗 ARDS。早期的 3 项多中心 RCT 研究观察了大剂量糖皮质激素对 ARDS 的预防和早期治疗作用，结果糖皮质激素既不能预防 ARDS 的发生，对早期 ARDS 也没有治疗作用。

持续的过度炎症反应和肺纤维化是导致 ARDS 晚期病情恶化和治疗困难的重要原因。糖皮质激素能抑制 ARDS 晚期持续存在的炎症反应，并能防止过度的胶原沉积。从而有可能对晚期 ARDS 有保护作用。小样本 RCT 试验显示，对于治疗 1 周后未好转的 ARDS 患者。糖皮质激素治疗组的病死率明显低于对照组，感染发生率与对照组无差异，高血糖发生率低于对照组。然而，最近 ARDSnet 的研究观察了糖皮质激素对晚期 ARDS（患病 7~24 天）的治疗效应，结果显示糖皮质激素治疗［甲泼尼龙 2mg/（kg·d），分 4 次静脉滴注，14 天后减量］并不降低 60 天病死率，但可明显改善低氧血症和肺顺应性，缩短患者的休克持续时间和机械通气时间。进一步亚组分析显示，ARDS 发病 >14 天应用糖皮质激素会明显增加病死率。可见，对于晚期 ARDS 患者不宜常规应用糖皮质激素治疗。

【适应证】

糖皮质激素在 ARDS 中的应用存在争议。目前不推荐常规应用糖皮质激素预防和治疗 ARDS。但对以下几类情况可考虑使用：①对于过敏原因导致的 ARDS 患者，早期应用糖皮质激素经验性治疗可能有效。②感染性休克并发 ARDS 的患者，如合并有肾上腺皮质功能不全，可考虑应用替代剂量的糖皮质激素。③对于一些本身对激素治疗有效的引起 ARDS 的疾病，如隐源性机化性肺炎，建议早期使用激素进行治疗。

【用法用量】

目前没有统一的标准。建议根据患者的具体情况制定治疗方案。

【禁忌证】

同哮喘。

【注意事项】

高剂量激素的使用可以导致败血症,呼吸机相关性肺炎和全身性真菌感染。

参考文献 ————————

1. 陈灏珠.实用内科学.第9版.北京:人民卫生出版社,2009.

2. ESICM(European Society of Intensive Care Medicine),ATS (American Thoracic Society),SCCM(Society of Critical Care Medicine).Acute Respiratory Distress Syndrome:The Berlin Definition.JAMA,2012,307(23):2526-2533.

3. 中华医学会重症医学分会.急性肺损伤/急性呼吸窘迫综合征诊断和治疗指南(2006).中华急诊医学杂志.2007,16(4): 343-349.

4. François Lamontagne MD MSc,Roy Brower MD,Maureen Meade MD MSc.Corticosteroid therapy in acute respiratory distress syndrome.CMAJ,2013,85(3):216-221.

3.10　特发性肺纤维化

特发性肺纤维化(idiopathic pulmonary fibrosis,IPF)定义为原因不明、出现在成人、局限于肺、进行性致纤维化的间质性肺炎,其组织病理学和放射学表现为普通型间质性肺炎(usual interstitial pneumonia,UIP)。炎症侵犯肺泡壁和邻近的肺泡腔,造成肺泡间隔增厚和肺纤维化。肺泡上皮细胞和毛细血管内皮细胞,甚至小气道和小血管也可受累。其临床特点有进行性呼吸困难,Velcro啰音,进行性低氧血症。肺功能受损以限制性通气障碍、弥散功能障碍为主。IPF较少常见,且诊断困难,患病率约2~5/10万,发病年龄多为40~50岁,男性稍多于女性。绝大多数病程为慢性,起病骤急者罕见。

2011年来自美国胸科学会（American Thoracic Society，ATS）、欧洲呼吸学会（European Respiratory Society，ERS）、日本呼吸学会（Japanese Respiratory Society，JRS）和拉丁美洲胸科学会（Latin American Thoracic Association，ALAT）的间质性肺疾病（ILD）、特发性间质性肺炎（IIP）和 IPF 领域的著名专家，系统回顾了 2010 年 5 月前有关 IPF 的文献，共同制定了第一部以循证为基础的 IPF 诊断和治疗指南（简称 2011 指南），于 2011 年 3 月正式颁布。2011 指南的制订全面回顾了 2010 年 5 月 30 日前可用的证据，对证据的质量分级及推荐强度对 IPF 的循证治疗做出强弱推荐或不推荐建议。遗憾的是，除肺移植外，没有证据证实哪一种药物能够有效地治疗 IPF，有少数研究提示某些药物对 IPF 患者可能有益。2011 指南对这些药物均有详尽介绍，对充分知情同意、有强烈药物治疗意愿的典型 IPF 患者，建议最好从弱不推荐使用药物中选择（表 3-12）。

表 3-12　IPF 的循证治疗推荐

（1）强烈推荐
①长期氧疗（静息状态下有低氧血症的患者）
②肺移植（适合的患者）

（2）弱推荐
①糖皮质激素治疗急性加重的患者
②处理无症状胃食管反流
③肺康复治疗

（3）强烈不推荐
①单用糖皮质激素
②秋水仙碱
③环孢素
④糖皮质激素联合应用免疫抑制剂
⑤γ 干扰素（IFN-γ）
⑥波生坦（Bosentan）
⑦依那西普（Etanercept）

（4）弱不推荐
①糖皮质激素 +N- 乙酰半胱氨酸 + 硫唑嘌呤
②单用 N- 乙酰半胱氨酸
③抗凝药物

续表

④吡非尼酮
⑤肺动脉高压(IPF 引起)
⑥机械通气(IPF 引起的呼吸衰竭)

【适应证】

目前没有循证医学证据证明糖皮质激素治疗 IPF 有效,其主要用于急性期处于肺泡炎阶段。如果已发展为蜂窝肺阶段,不推荐常规使用糖皮质激素。

【用法用量】

目前没有统一的标准。建议根据患者的具体情况制定治疗方案。

【禁忌证】

同哮喘。

【注意事项】

高剂量激素的使用可以导致败血症,呼吸机相关性肺炎和全身性真菌感染。长期口服激素可出现代谢紊乱、肾上腺皮质功能减退、免疫功能紊乱等一系列副作用,因尽量避免长期使用激素。

参考文献 ─────────

1. An official ATS/ERS/JRS/ALAT statement:idiopathic pulmonary fibrosis:evidence-based guidelines for diagnosis and management. Am J Respir Crit Care Med,2011:788-824.

2. 王吉耀.内科学.第 2 版.北京:人民卫生出版社,2010.

3. 钟南山.呼吸病学.第 2 版.北京:人民卫生出版社,2012.

3.11　非特异性间质性肺炎

非特异性间质性肺炎(non-specificinterstitialpneumonia, NSIP)是从 20 世纪 90 年代命名的特发性肺纤维化中分离出来的对肾上腺皮质激素(激素)反应较好的一种原发性间质性肺炎。临床上比较常见的 NSIP,因缺乏明确的临床、影像、病理特征,ATS/ERS 共识报告中建议将其暂定为一种临时性诊断。作为病理学诊断的 NSIP 临床上比较常见,可见于许多不同的疾病,包括已知原因的过敏性肺炎、风湿免疫疾病等。如果原因不明,则可称为特发性NSIP。NSIP 发病以中老年为主,可发生于儿童,平均年龄49 岁,起病隐匿或呈亚急性经过。其病因不清,部分患者可伴有某些潜在的结缔组织疾病、有机粉尘的吸入、某些药物反应以及急性肺损伤的缓解期等。临床主要表现为渐进性呼吸困难和咳嗽。与 UIP 相比,大部分 NSIP 患者对皮质激素有较好的反应和相对较好的预后,5 年内病死率为 15%~20%。

【适应证】

糖皮质激素是目前治疗 NSIP 的主要药物。大多数患者治疗后临床症状、影像学和肺功能均有明显改善,部分患者肺上阴影吸收,部分患者病情稳定不变,少数病情继续恶化。治疗效果与病期有密切关系,细胞型处于疾病早期,疗效理想。混合型疗效次之。纤维化型已进入晚期,主为胶原纤维,对治疗已无反应,疗效差。

【用法用量】

推荐泼尼松 $0.5mg/(kg \cdot d)$,疗程根据病情决定,直至疾病痊愈。进一步达稳定状态,才能逐渐减量并停药,疗程至少 1 年。

【禁忌证】

同哮喘。

【注意事项】

高剂量激素的使用可以导致败血症,呼吸机相关性肺炎和全身性真菌感染。长期口服激素可出现代谢紊乱、肾上腺皮质功能减退、免疫功能紊乱等一系列副作用,因尽量避免长期使用激素。

参考文献 ————

1. 王吉耀 . 内科学 . 第 2 版 . 北京:人民卫生出版社,2010.

2. 钟南山 . 呼吸病学 . 第 2 版 . 北京:人民卫生出版社,2012.

3.12　脱屑性间质性肺炎

脱屑性间质性肺炎(desquamative interstitial pneumonitis,

DIP)是一种类型是以气腔单核细胞浸润为特征的慢性肺部炎症。DIP 是一种临床及病理上独立的疾病名称,累及30~40 岁的吸烟者,大多数患者有气促。其特征为肺泡腔有广泛的大量肺泡细胞脱屑和增生,对类固醇激素反应良好。有学者认为是独立的疾病,但有学者认为它可能是致纤维化肺泡炎发展中的一个阶段。在特发性间质性肺纤维化、嗜伊红细胞肉芽肿、肺蛋白沉着症、类风湿样病长期服用呋喃妥因等病例中,也有学者发现肺脏病理变化亦与脱屑性间质性肺炎有相同之处。

【适应证】

糖皮质激素是目前治疗 DIP 的主要药物。

【用法用量】

目前对于理想的糖皮质激素治疗剂量及疗程尚不清楚。建议治疗方案:起始剂量为泼尼松(或等效剂量甲泼尼松 / 泼尼松龙)20~60mg/d,逐渐减量至维持剂量。

【禁忌证】

同哮喘。

【注意事项】

高剂量激素的使用可以导致败血症,呼吸机相关性肺炎和全身性真菌感染。长期口服激素可出现代谢紊乱、肾上腺皮质功能减退、免疫功能紊乱等一系列副作用,因尽量避免长期使用激素。

参考文献

1. 王吉耀 . 内科学 . 第 2 版 . 北京:人民卫生出版社,2010.
2. 钟南山 . 呼吸病学 . 第 2 版 . 北京:人民卫生出版社,2012.

3.13　隐源性机化性肺炎

隐源性机化性肺炎(cryptogenic organizing pneumonia, COP)是 1983 年 Davison 及同事描述的一种临床病理疾病。它的本质是特发性的,其组织学特征是肺泡间隔淋巴细胞浸润,伴受累部位 Ⅱ 型肺泡上皮细胞增生。COP 患者性别分布相同,非吸烟者与吸烟者比例为 2∶1。平均发病年龄 55 岁。患者发病时间相对较短(平均小于 3 个月),伴有不同程度的咳嗽和呼吸困难。咳嗽、咳白痰,症状出现时通常疑似下呼吸道感染,但不肯定。患者通常接受至少1个月或多个疗程的抗生素治疗,常见症状有体重持续降低、出汗、寒战,间断发热和乏力。常出现局限性或较广泛的爆裂音,极少发现实变征象,无杵状指。

【适应证】

糖皮质激素是目前治疗 COP 的主要药物。

【用法用量】

推荐糖皮质激素起始剂量为 0.75mg/(kg·d),2~4 周后减量,总疗程在 6~12 个月,激素减量或停药后可能出现复发。病情较重者,治疗初期可给予甲泼尼龙短期静脉注射。

【禁忌证】

同哮喘。

【注意事项】

高剂量激素的使用可以导致败血症,呼吸机相关性肺炎和全身性真菌感染。长期口服激素可出现代谢紊乱、肾上腺皮质功能减退、免疫功能紊乱等一系列副作用,因尽量避免长期使用激素。

参考文献

1. 王吉耀. 内科学. 第 2 版. 北京:人民卫生出版社,2010.
2. 钟南山. 呼吸病学. 第 2 版. 北京:人民卫生出版社,2012.

3.14　急性间质性肺炎

急性间质性肺炎(acute interstitial pneumonia,AIP)是一种发展迅速的急性暴发性肺损伤。起病急剧(数日至数周内),主要表现为发热、咳嗽和气促,继之迅速出现呼吸衰竭。AIP 在组织学上主要表现为肺泡间隔增厚水肿,炎症细胞浸润,活跃的成纤维细胞增生,广泛的肺泡损伤和透明膜形成。其临床表现及病理改变酷似 ARDS(acute respiratory distress syndrom)。AIP 病死率极高(>60%),多数在 1~2 个月内死亡。目前 AIP 已被归入特发性间质性肺炎(idiopathic interstitial pneumonia,IIP)的范畴。

AIP是一种具有潜在逆转可能的急性损伤性肺疾病。急性炎细胞浸润、间质成纤维细胞的大量增殖活化是AIP极为重要的发病机制。而糖皮质激素的运用对抗炎、抑制肺间质纤维化的发生发展起着至关重要的作用。如在病变早期及早加用糖皮质激素治疗，病分患者可完全康复而不遗留肺部阴影或仅有少许条索状阴影。

【适应证】

本病对糖皮质激素大多反应良好，不论确诊时为AIP早期还是晚期，都应该尽早、足量的运用。早期应用糖皮质激素治疗是降低本病病死率的有效方法。

肺间质纤维化从肺泡炎演变为蜂窝肺及肺纤维化的各期病理变化可以相互重叠。早期应用糖皮质激素进行治疗，不但可使新出现的肺泡炎吸收好转，部分纤维化亦可得以改善并可阻止其发展。

【用法用量】

通常可口服泼尼松40~80mg/d,持续3个月,待病情稳定后逐渐减量,维持时间视病情发展而定,但疗程不宜短于1年。如果减量过程中病情复发加重,应当重新加大剂量以控制病情。

如果病情凶险,可使用冲击疗法:静脉注射甲泼尼龙500~1000mg/d,持续使用3~5天,后迅速减量,待病情稳定后再改为口服泼尼松。

此外,还可联合运用免疫抑制剂如环磷酰胺、硫唑嘌呤、甲氨蝶呤或长春新碱。有文献报道,使用甲泼尼龙250mg/d+环磷酰胺1500mg/d+长春新碱2mg而取得满意疗效。

【禁忌证】

同哮喘。

【注意事项】

长期口服或静脉使用糖皮质激素有许多显而易见的副作用,比如:免疫抑制、加重感染或导致二重感染、影响血压和血糖、导致出血尤其是消化道大出血、骨质疏松、股骨头缺血坏死甚至瘫痪、伤口愈合延迟、导致结核播散、激素性肌病、诱发或加重精神障碍等。故对于AIP患者而言,糖皮质激素的使用应该在呼吸科专科医师的指导下,长期、足量应用，并规则减量。

参考文献

1. 陈新谦. 新编药物学. 第 17 版. 北京：人民卫生出版社，2011.
2. 中华人民共和国卫生部（现国家卫生和计划生育委员会）. 糖皮质激素类药物临床应用指导原则（2011 版）. 卫办医政发〔2011〕23 号.
3. 钟南山. 呼吸病学. 第 2 版. 北京：人民卫生出版社，2012.
4. 王吉耀. 内科学. 第 2 版. 北京：人民卫生出版社，2010.

3.15 呼吸性细支气管炎伴间质性肺病

呼吸性细支气管炎伴间质性肺病（respiratory bronchiolitis-associated interstitial lung disease，RBILD）是一种少见的原因不明的间质性肺病（ILD），是特发性间质性肺炎（idiopathic interstitial pneumonia，IIP）的一个组织类型。患者当前或既往有吸烟史，临床表现类似其他的ILD，病理学特征表现为在呼吸性细支气管及其周围的气腔内有大量含色素的巨噬细胞聚集，肺泡间隔轻至中度的炎症和纤维化。

RBILD 在临床表现和组织病理学上与脱屑性间质性肺炎（DIP）不易区分。现在认为 RBILD 与 DIP 是吸烟对小气道和肺实质损伤不同严重度的表现，即同一种疾病的两种不同结局。

RBILD 主要见于大量吸烟、接触环境和工业污染物的人群。可能为对吸入刺激物的非特异性细胞免疫反应。本病大多对糖皮质激素治疗效果好，预后良好。

【适应证】

大多数患者对糖皮质激素治疗反应良好，若无明显禁忌证或副作用，一旦确诊 RBILD，建议尽早给予糖皮质激素治疗。

但有研究报道，部分 RBILD 患者（约 22% 左右）未经任何治疗可部分或完全缓解。

【用法用量】

有关糖皮质激素在 RBILD 中应用的临床研究尚不太

多,目前大多采用经典的 IPF 治疗方法。

口服泼尼松,起初通常 0.5mg/(kg·d),4 周后减为 0.25mg/(kg·d),4 周后减为 0.125mg/(kg·d)或 0.25mg/kg 隔天一次,以后再根据病情逐渐减量。如果有效(症状、肺功能和胸片有改善),治疗应持续至少 6 个月,有的患者需使用低剂量激素维持治疗 1~2 年甚至终身(10~20mg/d)。18 个月后,治疗应具体化,根据治疗反应和对药物的耐受性而决定。

对糖皮质激素治疗无效、或有严重副作用、或糖皮质激素有使用禁忌证的患者,使用免疫抑制剂是否有效?目前还未有确切的报道和循证医学的证据。有文献提示,应尽量避免使用不必要的细胞毒药物。

另外,大多研究提示:停止吸烟对 RBILD 患者至关重要,戒烟后患者的临床症状和肺功能将得到改善。

【禁忌证】

同哮喘。

【注意事项】

长期口服或静脉使用糖皮质激素有许多显而易见的副作用,比如:免疫抑制、加重感染或导致二重感染、影响血压和血糖、导致出血尤其是消化道大出血、骨质疏松、股骨头缺血坏死甚至瘫痪、伤口愈合延迟、导致结核播散、激素性肌病、诱发或加重精神障碍等。故糖皮质激素的使用应该在呼吸科专科医师的指导下,长期、足量应用,并规则减量。

参考文献

1. 陈新谦. 新编药物学. 第 17 版. 北京:人民卫生出版社,2011.
2. 中华人民共和国卫生部(现国家卫生和计划生育委员会). 糖皮质激素类药物临床应用指导原则(2011 版). 卫办医政发〔2011〕23 号.
3. 钟南山. 呼吸病学. 第 2 版. 北京:人民卫生出版社,2012.
4. 王吉耀. 内科学. 第 2 版. 北京:人民卫生出版社,2010.

3.16　淋巴细胞间质性肺炎

淋巴细胞间质性肺炎(lymphocytic interstitial pneumonia,

LIP)是指肺间质和肺泡腔内成熟的淋巴细胞弥漫性增生的一种慢性良性增生性疾病,无肺内淋巴结病变和坏死。LIP与假性淋巴瘤的组织学结构相似,因此,某些学者将其称之为弥漫性淋巴细胞间质性肺炎或弥漫性淋巴组织样增生(diffuse lymphoid hyperplasia),以避免与肺假性淋巴瘤混淆。LIP和肺淋巴细胞样增生(PLH)可见于各种免疫紊乱情况,如自身免疫性疾病,骨髓移植后慢性移植物抗宿主反应和AIDS患者的肺部表现。LIP多伴AIDS发生,目前认为是AIDS确定性疾病。

LIP常见于免疫缺陷患者,主要是HIV感染的儿童,在成人中罕见,为丙种球蛋白增多症。LIP儿童可最终发展为AIDS,因此美国CDC将HIV感染儿童所致的LIP,诊断为AIDS的一种。LIP有时也会进展为淋巴瘤。

【适应证】

LIP是免疫系统紊乱所致的一种慢性疾病。许多文献报道,部分患者经肾上腺皮质激素治疗后病情稳定或长期缓解。

【治疗】

对有症状的LIP患者,可用大剂量糖皮质激素治疗,用药时间及剂量根据患者病情严重度而有所不同。

一般推荐选用泼尼松口服,60mg/d。多数患者经治疗后平均肺泡动脉氧梯度和动脉血氧分压改善,症状好转,X线显示肺部病灶吸收。对激素反应不佳者可用环磷酰胺、硫唑嘌呤等免疫抑制剂,但疗效尚不确定。

最近有报道,在激素治疗2个月后失败的LIP婴儿中使用氯喹治疗,100mg/(kg·d),反应迅速,几天到一个月临床改善,并保持稳定,故推荐氯喹作为LIP的试用性药物治疗。另外,静脉输注人血丙种球蛋白治疗也可选择。

【禁忌证】

同哮喘。

【注意事项】

长期口服或静脉使用糖皮质激素有许多显而易见的副作用,比如:免疫抑制、加重感染或导致二重感染、影响血压和血糖、导致出血尤其是消化道大出血、骨质疏松、股骨头缺血坏死甚至瘫痪、伤口愈合延迟、导致结核播散、激素性肌病、诱发或加重精神障碍等。

参考文献

1. 陈新谦.新编药物学.第17版.北京:人民卫生出版社,2011.
2. 中华人民共和国卫生部(现国家卫生和计划生育委员会).糖皮质激素类药物临床应用指导原则(2011版).卫办医政发〔2011〕23号.
3. 钟南山.呼吸病学.第2版.北京:人民卫生出版社,2012.
4. 王吉耀.内科学.第2版.北京:人民卫生出版社,2010.

3.17 放射性肺炎

放射性肺炎是核辐射事故、骨髓移植预处理及胸部肿瘤放疗后常见的并发症。典型的放射性肺炎多发生于放疗开始后1~3个月,急性放射性肺炎的症状和体征与一般肺炎的症状和体征无特殊区别。急性放射性肺炎持续时间相对较短,急性期过后临床症状减轻,但组织学改变将继续发展,逐渐进入纤维化期。放射性肺纤维化于放疗后2个月开始形成,以6个月时最显著。后期放射性肺纤维化一般由急性放射性肺炎发展而来,小部分患者也可无急性放射性肺炎的症状,由隐性肺损伤发展为放射性肺纤维化。检查肺部多数无阳性体征。当出现广泛肺纤维化时,肺泡呼吸音普遍减弱,可闻及捻发音(Velcro 啰音)。如继发细菌感染,可闻及干、湿性啰音。

【适应证】

肾上腺皮质激素是目前治疗放射性肺炎常用而有效的药物,特别在早期使用更为有效,它能减轻肺实质细胞和微血管的损害程度、减轻肺组织渗出和水肿,进而有效地减轻症状。

【用法用量】

可给予单日累积剂量20~40mg甲泼尼龙相当剂量(以4mg甲泼尼龙相当0.75mg地塞米松或20mg氢化可的松或5mg泼尼松)的短程激素治疗,为一种合理、高效的激素用药方案,其不良反应较多,不宜作预防用药及长期使用。另外,为减轻症状还可以采用雾化吸入法。

雾化吸入和激素喷雾剂使用:由于放射性肺炎是由于放射损伤所致肺间质性炎症,雾化吸入应加用激素,进行雾化吸入时要让其深吸气,呼吸频率不宜太快,使吸入的气雾量达到最大,且气雾微粒易于进入呼吸道深部,雾化后应漱口,避免口腔真菌生成。

【禁忌证】

同哮喘。

【注意事项】

应用激素的观察与护理:大剂量肾上腺糖皮质激素可降低炎症反应的严重程度,增加炎症渗出的吸收,但其不良反应较大,易致二重感染、菌群失调、免疫抑制等,并可出现胃部不适、大便颜色改变、面色潮红等症状,应告知患者在饭后服用,并注意观察药物的不良反应,及时进行处理。

由于放射性肺炎常伴有继发性感染,及时使用抗生素,可控制肺部炎症反应,在应用抗生素时应正确及时给敏感药物,并现配现用。

参考文献

1. 刘丽娟,王小燕,宁宇,等.放射性肺炎研究进展.山西医药杂志,2011,40(7):679-682.

2. Takigawa N,Segawa Y,Saeki T,et al.Bronchiolitis o bliterans organizaing pneumonia syndrome in brest-conserving thearapy for early breast canser,radiation-induced lung toxicity.Int J Radiat Oncol Biolphys,2000,48:751-755.

3. Nicholas HAT,Brinkley I,Doig AJ,et al.Cell ularin etics of murine lung model system to determine basis for radioprotection with keratin oocyte growth factor int.J Radia Oncol-Biolphy,2004,58(2):43.

4. 殷蔚伯,余子豪,徐国镇,等.肿瘤放射治疗学.第4版.北京:中国协和医科大学出版社,2008.

5. Benvenistea MF,Welsh J,Godoy MC,et al.New era of radiotherapy:An update in radiation-induced lung disease.Clin Radiol,2013,68(6):e275-e290.

6. Ding NH, Li JJ, Sun LQ.Molecular Mechanisms and Treatment of Radiation-Induced Lung Fibrosis.Current Drug Targets,2013,14: 1347-1356.

3.18 结 节 病

结节病是一种原因不明的多系统疾病,主要发生在青年人和中年人中,通常表现为双肺门淋巴结病、肺部浸润以及眼部和皮肤病变。肝、脾、淋巴结、唾液腺、心脏神经系统、肌肉、骨骼和其他器官也可受累。当临床放射学发现肺门淋巴结肿大、组织学检查显示有非干酪样坏死性上皮细胞肉芽肿,则支持结节病的诊断。结节病的病程及预后与疾病发病形式和疾病的范围相关。结节病急性起病时常伴有结节红斑或无症状的双肺门淋巴结病,此种类型的结节病常常意味着患者的疾病过有一定的自限性。而隐匿性起病时,尤其是合并有多发性肺外损伤者,常常进展为肺和其他器官的纤维化。

结节病在开始治疗前首先要考虑能否先观察而不予治疗,有不少结节病患者不经治疗可获自行缓解,而且治疗本身也会带来许多不良反应。一般认为,严重的眼、神经或心脏结节病、恶性高血钙症、有症状的Ⅱ期结节病、进展的Ⅱ期结节病(表现为进行性肺功能下降)以及Ⅲ期结节病可考虑给予治疗,并首选口服糖皮质激素。目的在于控制结节病活动,保护重要脏器功能。

【适应证】

绝对适应证:①眼结节病;②肺部弥漫性结节病;③中枢神经系统结节病;④心肌结节病;⑤结节病合并脾功能亢进症;⑥顽固性高血钙症。

相对适应证:①进行性或有症状的肺门结节病;特别是6个月内未自动缓解者;②破溃的皮肤和淋巴结病变;③有自觉明显的全身症状;④关节、鼻、咽和支气管黏膜病变;⑤持久面神经麻痹。

【禁忌证】

同哮喘。

【使用方法】

口服糖皮质激素治疗的具体应用方案糖皮质激素（泼尼松）的初始剂量为20~40mg/d，很少需要更大的剂量，在最初的3个月内，宜使用15mg/d以上的剂量，3个月后以10mg/d的剂量维持9个月，然后在6个月内逐渐把糖皮质激素撤完，总疗程1.5年。对糖皮质激素有反应者通常在2~4周即可观察到病情的改善，如果4~6月后临床和胸片无进步，主要的病理基础可能为纤维化，应考虑是否停用糖皮质激素。使用糖皮质激素需要注意预防和观察治疗的不良反应。

糖皮质激素治疗的过程中，当糖皮质激素剂量（泼尼松）<15mg/d时，结节病可能会复发，此时重新加用原先剂量（20~30mg/d），仍可能达到治疗效果。糖皮质激素的大致应用时间为：Ⅰ期结节病患者9~12个月；Ⅱ期12~18个月；Ⅲ期19~24个月。停用糖皮质激素治疗后1~2个月内应密切观察病情变化，防止结节病复发。

【注意事项】

（1）骨质疏松症：是一个较为复杂的问题，实际上糖皮质激素治疗并不增加骨质疏松症的危险性。相反，在停用糖皮质激素治疗后骨质疏松症可能会逆转。地夫考特（deflazacofl）是泼尼松甲基噁唑啉的衍生物，对骨代谢影响很小，可显著地减少骨质疏松症的发生率。骨质疏松症的预防治疗有补充维生素D和钙剂等。但对结节病患者而言，应用维生素D和钙剂等应该特别小心，因为结节病本身内源性维生素D增加，就可以导致高尿钙和高血钙症。当然，结节病治疗后能逆转高尿钙和高血钙症，但如果需补充钙剂仍然需要作进一步监测降钙素和双膦酸酯治疗也逆转糖皮质激素所致的骨质疏松症。

（2）慢性肺结节病：目前文献上尚未对慢性肺结节病作出明确的定义，对慢性肺结节病的发生及其发病机制也未作出明确的阐述。现在一般认为，慢性肺结节病通常是指结节病活动期超过2~5年，患者需要系统性治疗，临床上可能合并结节病的其他系统的表现。慢性肺结节病患者的治疗时间通常较长，糖皮质激素往往需要长期应用，疗程一般在5年以上，如果停用糖皮质激素治疗，肺结节

3

病可能复发。95%慢性肺结节病患者的泼尼松维持剂量为15mg/d,由于这些患者的泼尼松维持剂量偏大、且时间长,因而糖皮质激素的副作用发生频繁而且较为严重。文献报道,除糖皮质激素治疗外,临床上也可以对慢性肺结节病试用其他二线治疗药物:细胞毒类药物(如甲氨蝶呤等)、抗微生物类药物(如羟氯喹等)、或细胞因子调集剂(如英福利西)等。

(3)难治性结节病:目前文献上尚未对难治性结节病作出明确的定义,对难治性结节病的发生及其发病机制也未作出明确的阐述难治性结节病患者常常伴有结节病的多种合并症,临床治疗较为困难,通常伴有较高的病死率。临床上尽管已经对难治性结节病患者应用糖皮质激素治疗,但是结节病继续进展,也许与糖皮质激素拮抗或对结节病疗效差相关。对于难治性结节病的处理和治疗目前尚处于临床研究阶段,诊断和治疗均未得出一致的结论。初步临床研究认为,对于难治性结节病临床上试用其他二线治疗药物:环孢素、细胞毒类药物(如甲氨蝶呤等)、抗微生物类药物(如羟氯喹等)、或细胞因子调集剂(如英福利西)等。

参考文献

1. 蔡柏蔷,李龙芸.协和呼吸病学.第2版.北京:中国协和医科大学出版社,2010.

2. 殷凯生.结节病的现代诊断与治疗.江苏医药杂志,2004,30(9):693-694.

3. 结节病诊断及治疗方案(第三次修订稿草案).中华结核和呼吸杂志,1994,17(1):9-10.

4. Baughman RP,Nunes H,Sweiss NJ,et al.Established and experimental medical therapy of pulmonary sarcoidosis.Eur Respir J,2013,41:1424-1438.

5. Iannuzzi MC,Rybicki BA,Teirstein AS.Sarcoidosis.N Engl J Med,2007,357(21):2153-2165.

6. Baughman RP,Culver DA,Judson MA.A Concise Review of Pulmonary Sarcoidosis.Am J Respir Crit Care Med,2011,183(5):573-581.

3.19　过敏性肺炎/外源性 过敏性肺泡炎

过敏性肺炎(hypersensitivity pneumonitis),又称外源性过敏性肺泡炎(extrinsicallergical alveolitis),是易感人群反复吸入各种具有抗原性的有机气雾微粒、低分子量化学物质所引起的一组肉芽肿性、间质性、细支气管性及肺泡填塞性肺部疾病。以前认为本病罕见,由于逐渐认识到抗原性物质在环境中的普遍存在、沉淀素对本病仅具有一定的诊断的意义、采用了更加敏感的诊断方法,过敏性肺炎要比以前所预料的更为常见。

大多数过敏性肺炎如果持续接触抗原,肺功能将急剧恶化。早期诊断并避免接触抗原是治疗的关键,药物治疗对部分病例具有重要的辅助作用。尽管皮质激素对各种类型过敏性肺炎治疗的远期效果缺乏研究,但全身应用糖皮质激素仍是目前治疗过敏性肺炎的主要药物。

【适应证】

全身应用糖皮质激素是目前治疗过敏性肺炎的主要药物。

【用法用量】

使用的剂量和方法应根据患者的临床症状和相关的检查,然后判断病情的严重程度来决定。①轻度:临床症状轻微,各项检查无显著异常,日常的活动并无明显障碍,一般为脱离或去除抗原后症状逐步好转者可以暂不使用药物,继续观察。②中度:患者低热(38℃以下),活动后有气急(休息后即好转),相关的检查有明显的异常,可以给予泼尼松 20mg/d,口服。③重度:明显发热,体温持续在38℃以上,气促明显或在安静时即有呼吸困难,相关的检查,特别是 X 线胸片(或 CT)病变显著或范围较大者,泼尼松口服的剂量可加大到 40~60mg/d。以上治疗如果效果不显著,可改用甲泼尼龙 40mg,每日 3~4 次(每 8 小时或每 6 小时 1 次)静脉注射。如患者病情严重,有明显的低氧血症[PaO_2<8.00kPa(60mmHg)],甚至发展成急性呼吸窘迫综合征(ARDS)的患者,有作者提出必要时给予冲

击疗法(即给予甲泼尼龙 1000mg,连续静滴 3 天)。以上肾上腺皮质激素的应用,均应根据一般激素治疗的原则,即根据患者的症状、相应的各项检查(特别是肺部影像学的检查),判断治疗是否有效,一旦病情稳定,均应在 1 周(或 2 周之内)按照先快后慢的原则将激素逐渐减量,直至停药。

另外可根据病情的分期进行不同的治疗。急性型轻型发作的过敏性肺炎患者通常不需要糖皮质激素治疗就能恢复。急性或亚急性型有严重的症状和显著的生理学损害的患者,如果不住院,病情在数天内会继续发展。对于这些患者应该及时确诊,并使用糖皮质激素治疗。这样的治疗既可以加速病情的恢复,也可减少使用其他药物。泼尼松,每日 1mg/kg,连用 1~2 周,然后在 2~6 周逐渐减量,减量的速度根据患者的临床状况决定。慢性型患者通过环境控制通常能逐渐康复。但是许多患者通过试用泼尼松,可能有利于获得对本病最大程度的逆转。泼尼松初始剂量为每日 1mg/kg,使用 2~4 周,然后逐渐减少至能维持患者正常功能状态的最低剂量。也有患者如果不再暴露于抗原,并不需要激素治疗或不会从长期激素治疗中获益。有研究报道糖皮质激素治疗对改善农民肺的长期预后并不起作用。没有证据表明吸入糖皮质激素、非甾体类抗炎药或全身使用免疫调节剂对过敏性肺炎的治疗有效。疗效判定的指标主要有,胸部 X 线检查、白细胞计数、CRP、血沉、动脉血氧分压(PaO_2)、肺活量(% VC)、CO 弥散功能(% DLco)等,特别是 % DLco 的改善明显晚于自觉症状和其他检查异常的改善,因此可以将其作为皮质激素停药的主要参考指标。

【禁忌证】
同哮喘。

参考文献

1. 胡华成,徐迅.过敏性肺炎的诊断和糖皮质激素治疗.中国实用内科杂志,2004,24(2):71-73.
2. 蔡柏蔷,李龙芸.协和呼吸病学.第 2 版.北京:中国协和医科大学出版社,2010.

3. Moise's Selman, Annie Pardo, Talmadge E, et al.Hypersensitivity Pneumonitis Insights in Diagnosis and Pathobiology.Am J Respir Crit Care Med, 2012, 186(4):314-324.

4. Dr Yvon Cormier.Hypersensitivity pneumonitis.Allergy, 2009:64: 322-334.

3.20　ANCA 相关性肺血管炎

原发性小血管炎是主要侵犯小血管,以血管壁坏死性炎症、纤维素样坏死为病理特征的一类自身免疫性疾病。在原发性小血管炎中,部分与抗中性粒细胞胞质抗体(anti-neutrophil cytoplasmic antibodies, ANCA)密切相关,因而称之为 ANCA 相关性血管炎(ANCA associated vasculitis, AAV),包括显微镜下多血管炎(microscopic polyangiitis, MPA)、韦格纳肉芽肿(Wegener granulomatosis, WG)及变应性肉芽肿(Churg-Strauss syndrome, CSS)。

3.20.1　韦格纳肉芽肿

韦格纳肉芽肿是最常见的引起肺肉芽肿性血管炎的疾病,典型的 WG 涉及上呼吸道(如耳、鼻窦、口咽、鼻咽)、下呼吸道(如支气管、肺)和肾脏,伴有不同程度的弥漫性血管炎。主要的病理特征包括累及小血管(动脉、静脉和毛细血管)的坏死性血管炎,广泛的坏死和肉芽肿性炎症。

治疗原则是早期诊断、早期治疗,循证医学显示联合应用糖皮质激素和环磷酰胺有显著疗效,尤其对肾受累以及有严重呼吸系统受累的患者,应作为首选治疗方案。

【适应证】

系统型 WG 治疗治疗包括诱导缓解、维持治疗和治疗复发,其中糖皮质激素(GS)+免疫抑制剂是治疗的核心。环磷酰胺(CTX)+GS 对 90% 患者有效,75% 完全缓解,≥50% 在 5 年内复发,30%~50% 有 ≥1 次复发,需要新一个疗程治疗。

【用法用量】

对于轻症或局限型,早期单用 GS,以改善皮肤、眼、关节症状;泼尼松起始剂量 1mg/(kg·d)口服,持续使用 1 个月,如有改善,改为隔日给药、逐渐减量,通常 6~12 个月内停用。

如果不能控制,如肾脏受累,目前主张用 GS+CTX,即同时大剂量 CTX,4mg/(kg·d) 口服或静滴 0.75g/m² 体表面积,间隔 3、4 周。

如果出现 CTX 相关性毒副作用。甲氨蝶呤可替代 CTX 药物,泼尼松按上述方案使用。甲氨蝶呤 20~25mg 每周 1 次,在缓解后继续使用 1 年,后减量、停用,79% 缓解,58% 在平均 29 个月复发。

【禁忌证】

同哮喘。

【注意事项】

除了骨髓抑制、胃肠反应等常见毒副作用外,6% 患者在 CTX 治疗后出现膀胱移行细胞癌,16% 15 年后出现。对照研究表明,间断性给药可减低 CTX 副作用,但复发率明显增高,因此目前依然采用连续每日给药的 CTX 方案。

3.20.2　显微镜下多血管炎

显微镜下多血管炎(microscopic polyarteritis,MPA)为系统性坏死性血管炎,临床和组织学上影响小血管(毛细血管、小动脉、小静脉)而与肉芽肿无关,多累及肾、肺。MPA 的病因和发病机制尚不明了。本病预后差,复发率高,所以治疗时间长,复发多发生在停药以后,但治疗过程中特别是减量时复发也不少见。MPA 可表现为轻微的系统性血管炎伴轻度肾功能不全,也可表现为急进性肾功能恶化和由肺毛细血管性肺泡炎引起的呼吸衰竭。治疗应根据疾病的严重度,发展速度和炎症情况来选择。

【适应证】

MPA 治疗包括三个阶段。第一阶段为糖皮质激素和环磷酰胺诱导缓解;第二阶段为保持缓解,继续糖皮质激素,硫唑嘌呤代替环磷酰胺治疗 12~18 个月;第三阶段为治疗复发,按照第一阶段治疗方案。

【用法用量】

糖皮质激素为诱导缓解和维持治疗的第一线药,诱导缓解时可静脉用甲泼尼龙,维持阶段口服泼尼松。甲泼尼龙冲击治疗:7mg/(kg·d)×3d,以后逐渐减。泼尼松可通过减轻毛细血管的通透性,抑制中性粒细胞活性,稳定溶酶体膜,抑制淋巴细胞和抗体产生来减轻炎症反应。每天40~60mg泼尼松口服,血沉恢复正常及患者症状消失后,每1~2周减量5~10mg,当减至15mg时每隔几周减量不超过1mg。环磷酰胺初始剂量为每月0.5g/m²,根据白细胞计数调整至1g/m²,维持治疗常须12个月。

【禁忌证】

同哮喘。

【注意事项】

不宜单用泼尼松治疗,因缓解率下降,复发率升高。

3.20.3　变应性肉芽肿血管炎

变应性肉芽肿血管炎(allergic angitis granulomatosis, AGA;或 Churg-Strauss syndrome,CSS)是一种主要累及中、小动脉和静脉,以哮喘、血和组织中嗜酸性粒细胞增多、嗜酸细胞性坏死性血管炎伴有坏死性肉芽肿为特征的系统性血管炎。1951年由 Churg 和 Strauss 首先报道,典型表现为重度哮喘、肺与肺外脏器中小动静脉炎以及坏死性肉芽肿和外周血嗜酸性粒细胞数增高三联征。

【适应证】

应用糖皮质激素治疗之前,CSS 常进展较快,采用糖皮质激素治疗后,疗效明显提高,预后较好。目前糖皮质激素仍是的首选治疗药物,单用临床缓解率为91.5%,但其中25.6%患者经3个月~22年复发。

【用法用量】

对病情相对局限的患者,一般用泼尼松1~2mg/(kg·d),待临床症状缓解,胸部 X 线、外周血嗜酸性粒细胞计数、血沉等指标好转,1~3个月后逐渐减量至10mg/d,维持治疗1年以上。

对泼尼松龙初始剂量无反应时,试将药量增加50%。

对病情进展快、伴有重要脏器受累者,给予大剂量激素冲击治疗,一般为甲泼尼龙1.0g/d静滴,连续应用3天后改为泼尼松口服。

【禁忌证】

同哮喘。

【注意事项】

(1) 免疫抑制剂可提高缓解率,协助糖皮质激素减量或停药,并降低复发率。病情严重或复发者,常应用细胞毒药物,如环磷酰胺,初始剂量 $2\sim3mg/(kg\cdot d)$,起效后每 2 个月减量 25mg,维持治疗 1 年。必要时可以糖皮质激素、细胞毒药物联合应用。

(2) 需加用免疫抑制剂治疗的情况:①对激素治疗反应差或产生依赖者;②有致命性合并症的患者,如进展性肾衰或心脏受累者;③出现与疾病进展相关的合并症,如血管炎伴周围神经病变者。免疫抑制剂的应用与 NGV 相同,以环磷酰胺最常用,其次为硫唑嘌呤、环孢素以吗替麦考酚酯等。疗程不应少于 1 年。

3.20.4 Goodpasture 综合征

Ernest Goodpasture 于 1919 年首次报道 1 例患者在流感后咯血、贫血而死亡,尸检证实患者存在肺出血及肾炎。1958 年 Stanton 及 Tange 建议将此具有肺出血及肾炎的综合征命名为 Goodpasture 综合征。1967 年 Lerner 等发现此类肺出血合并肾炎的患者相当一部分是由抗肾小球基膜(GBM)抗体致病,所以此后多数学者都主张将 Goodpasture 综合征命名严格限制在同时具备下列 3 个条件者:①肺出血;②肾小球肾炎;③抗 GBM 抗体阳性。

Goodpasture 综合征是一自身免疫性疾病,致病抗原存在于 GBM、肾小管基膜(TBM)、肾小囊基膜及肺泡基膜内,为Ⅳ型胶原梭基端 NC1 区中的 α3 链,即 α3(Ⅳ)NC1。所以,针对此抗原的自身抗体可同时引起肾及肺病变。

近年来由于治疗措施的改进,本病治疗有了很大的进展,存活率显著提高。治疗的关键在于早期确诊和及时有效的治疗。

【适应证】

糖皮质激素是治疗 Goodpasture 综合征的主要用药。

【用法用量】

糖皮质激素和免疫抑制剂二者联合应用,能有效地抑制抗基底膜抗体的形成,迅速减轻肺出血的程度和控制威胁生命的大咯血。通常采用甲泼尼龙冲击治疗,每日 1g,连续 2~3 天。可同时应用免疫抑制剂,如环磷酰胺或硫唑嘌呤。亦可一开始即口服泼尼松加用免疫抑制剂,如环磷酰胺或硫唑嘌呤,泼尼松 10~15mg,每日 4 次,环磷酰胺 0.1~0.2g/d,硫唑嘌呤 1mg(kg·d)。病情控制稳定 3 个月后,可停用免疫抑制剂,泼尼松缓慢减至维持量 5~15mg/d 继续治疗。可使严重的肺出血停止,但对肾功能的疗效不肯定。

大咯血的急救大咯血可导致约 30% 的患者窒息死亡,故应积极处理。应立即进行甲泼尼龙冲击治疗,可使大咯血在 24~48 小时内缓解。必要时进行气管插管及机械通气辅助呼吸治疗。

【禁忌证】

同哮喘。

【注意事项】

高剂量激素的使用可以导致败血症,呼吸机相关性肺炎和全身性真菌感染。长期口服激素可出现代谢紊乱、肾上腺皮质功能减退、免疫功能紊乱等一系列副作用,因尽量避免长期使用激素。

参考文献

1. 蔡柏蔷,李龙一芸.协和呼吸病学.第 2 版,北京:中国协和医科大学出版社,2010.

2. 张忠鲁.Wegener 肉芽肿的诊断和治疗.中国实用内科学杂志,2004,24(2):68-70.

3. 殷凯生,金淑贤.肺血管炎.继续医学教育,2006,20(2):52-56.

4. 中华医学会风湿病学分会.显微镜下多血管炎诊断及治疗指南.中华风湿病学杂志,2011,15(4):259-261.

5. 陈新鹏,叶志中.抗中性粒细胞胞浆抗体相关性血管炎治疗现况及进展.社区医学杂志,2009,7(1):57-59.

6. Ntatsaki E,Carruthers D,Chakravarty K,et al.BSR and BHPR guideline for the management of adults with ANCA-associated vasculitis.Rheumatology(Oxford),2014,53(12):2306-2309.

7. 蔡柏蔷,李龙芸.协和呼吸病学.第 2 版,北京:中国协和医科大学出版社,2010.

8. 谌贻璞.Goodpasture 综合征的诊断与治疗.中国实用内科杂志,2004,24(2):66-67.

9. Laura Bergs,RN,BSN,CNN.Goodpasture Syndrome.Critical Care Nurse,2005,25(5):50-58.

4

糖皮质激素在风湿免疫性
疾病中的应用

风湿病是研究以肌肉、关节及其周围组织损伤为主要表现的一类疾病的临床学科。免疫紊乱介导的炎症损伤在风湿性疾病的发病机制中起重要作用。因为其强大的炎症和免疫抑制作用,糖皮质激素被广泛应用于风湿性疾病的治疗,迄今已有70余年历史。早在1950年,即有研究者报道了糖皮质激素治疗类风湿关节炎具有显著疗效。然而,正当医学家对之趋之若鹜时,糖皮质激素所造成的感染、内分泌代谢紊乱等严重的副作用逐渐显现,人们才终于认识到该类药物的"双刃性"。目前,糖皮质激素依然是治疗风湿性疾病的重要手段,经过众多实验研究,医学工作者们已经能够全面认识、合理选用糖皮质激素,使其为临床工作服务。

【作用机制】

糖皮质激素的药理作用主要包括抗炎、免疫抑制、抗休克和抗毒作用:①抗炎作用:激素可抑制感染和非感染性因素所致的炎症。急性炎症期可抑制毛细血管扩张,降低毛细血管通透性;抑制炎性细胞向炎症部位移动,阻止对炎症介质如激肽类、组胺等发生的反应;抑制吞噬细胞功能,稳定溶酶体内膜,阻止补体参与炎症反应,减轻炎症部位的红肿热痛。炎症后期,它可抑制成纤维细胞活力,使组织中可溶性胶原成分减少,减轻粘连和瘢痕形成。②免疫抑制作用:激素可通过多个环节抑制免疫反应,如抑制巨噬细胞吞噬和处理抗原的作用;改变淋巴细胞数量与分布,减少参加免疫过程的淋巴细胞;抑制敏感动物抗体反应;阻碍补体成分附着于细胞表面,干扰和阻断淋巴细胞的识别;抑制炎症因子生成,如巨噬细胞和淋巴细胞生成的IL-1、IL-2及γ干扰素。③抗休克作用:提高人体对有害刺激的应激能力,减轻细菌内毒素对机体的损害,缓解毒血症状,减少内源性致热原的释放,对感染毒血症的高热有良好的退热作用。④抗毒作用:可通过增加循环血容量,改善循环灌注不良,稳定溶酶体膜,防止溶酶体酶释放损伤组织等,以发挥抗休克作用。

糖皮质激素的免疫抑制作用具体包括以下几点:

(1)作用于树突状细胞(DC 细胞)。研究表明,糖皮质激素可以影响 DC 的分化发育、表型特征、抗原摄取和抗原加工提呈等多种生物学功能。首先,糖皮质激素强烈干扰 DC 的分化和成熟。Vanderheyde 等指出糖皮质激素抑制了 DC 表面 CD86、CD80 等共刺激分子表达以及 CD83 诱导的 TNF-α、IL-6 和 IL-12 等细胞因子释放,从而抑制了 DC 成熟。其次,糖皮质激素对 DC 抗原摄取功能的影响。目前对此虽尚无统一的认识,但是有报道指出,地塞米松增强了人单核细胞来源 DC 的甘露糖介导的内吞作用。此外,较多研究认为,糖皮质激素影响 DC 表面 MHC2 II 类分子、黏附分子的表达和细胞因子的分泌,抑制 DC 激活 T 细胞的能力。

(2)趋化因子调节。糖皮质激素可以下调某些促炎趋化因子的表达,如 IL-1β、TNF-β、干扰素 -α(IFN-α)和 IFN-β 等。一些与炎症反应有关的趋化因子,如 IL-8、巨噬细胞炎症蛋白(MIP-1β)、MIP-3β、单核细胞趋化蛋白、胸腺活化调节趋化因子也可以被糖皮质激素下调。

(3)调节细胞免疫。适应性免疫应答的启动需要抗原提呈细胞(APC)与 T 细胞和 B 细胞的相互作用,其中共刺激分子具有协同活化 T 细胞和 B 细胞的作用。CD40 和 CD40L 是重要的共刺激分子,CD40 可以增强 APC 表面 B7 分子的表达和细胞因子 IL-12 的分泌,进而促进 Th1 细胞形成。糖皮质激素可以通过下调 CD40 的表达,改变 APC 分泌的细胞因子 IL-12 和 IL-10 之间的平衡,使其向 IL-10 的方向偏转,借此下调 Th1 细胞介导的免疫应答。

(4)固有免疫调节。固有免疫应答主要是由 DC、NK 细胞和巨噬细胞等固有免疫应答细胞表面的模式识别受体介导完成。Buechler 等发现,清道夫受体 CD163 的表达可被糖皮质激素上调。而糖皮质激素对某些模式识别受体(如 TLR4)表达的调节则具有双向性,这可能与细胞的功能状态有关。有研究发现糖皮质激素可以促进处于静止期的外周血单个核细胞 TLR4 的表达,但该种细胞被 CD3/CD28 激活后,其 TLR4 的表达则被糖皮质激素所抑制,而且这种抑制作用与糖皮质激素的浓度正相关。

【应用原则】

应用糖皮质激素治疗风湿性疾病应严格掌握适应证(表 4-1)。需根据疾病特点,全面而审慎地选择糖皮质激素的种类和剂量,个体化治疗,足量给药,并规律减量。当存在激素使用禁忌证时,应避免使用或减少激素用量。其禁忌证包括:活动性消化溃疡病;未得到控制的糖尿病;严重钠潴留;严重骨质疏松症;情感方面疾病;儿童(可引起生长发育停滞)。

表 4-1　风湿免疫性疾病(或相关疾病)全身应用
糖皮质激素适应证

---

(1) 弥漫性结缔组织病(例如系统性红斑狼疮、肌炎、皮肌炎、结节性多动脉炎,巨细胞动脉炎、风湿性多肌痛和非常少数的类风湿关节炎)
(2) 严重的变态反应(过敏性休克、血管性水肿、严重药疹)
(3) 有并发症的结节病
(4) 肾小球肾炎
(5) 脑水肿
(6) 自身免疫性溶血性贫血
(7) 自身免疫性血小板减少性紫癜
(8) 慢性活动性肝炎(非病毒性)

【分类】

能够应用于风湿免疫性疾病的激素种类繁多,根据其结构及代谢方式可分为:11- 位羟基化合物,如氢化可的松、泼尼松龙,该类激素无须体内转化,可直接发挥生理效应;11- 位酮基化合物,如可的松(cortisone)、泼尼松,需要在肝内将 11 位酮基还原为 11 位羟基后方显药理活性,故肝功能不全者及局部用药时应慎用本类激素,可使用 11- 位羟基化合物;甲泼尼龙在体内与白蛋白和皮质素转运蛋白形成弱的、可解离的结合。结合型甲泼尼龙约为 40%~90%。甲泼尼龙与可的松同样经肝脏代谢,主要代谢产物为 20'- 羟基甲泼尼龙和 20'- 羟基 -6'- 甲泼尼龙。这些代谢产物以葡萄糖醛酸盐、硫酸盐和非结合型化合物的形式随尿液排出。此外,若按糖皮质激素作用时效分类,可分为:短效激素包括可的松和氢化可的松;中效激素包括泼尼松和泼尼松龙,甲泼尼龙和曲安西龙(triamcinolone);长效激素包括地塞米松,倍他米松(betamethasone)。

【剂量分类】

关于激素剂量的分类,根据 2002 年 Ann Rheum Dis 的文章规定,小剂量是指每天泼尼松的等效剂量小于 7.5mg(包括 7.5mg/d)。中等剂量是指每天泼尼松的等效剂量 7.5~30mg(包括 30mg/d)。大剂量是指每天泼尼松的等效剂量 30~100mg(包括 100mg/d)。极大剂量就是指每天泼尼松的等效剂量 >100mg。冲击剂量是指每天泼尼松的等效剂量≥250mg。

(1)小剂量:适用于病情得到控制后的维持治疗,主要目标是控制疾病进展,防止病情复发。现有研究认为泼尼松的长期维持剂量最好为≤7.5mg/d(或等效其他糖皮质激素)。小剂量泼尼松可作为类风湿关节炎初始用药,或作为改善病情抗风湿药物(DMARDs)起效前的过渡用药。维持小剂量疗法对患者自身下丘脑 - 垂体 - 肾上腺皮质(HPA)轴的影响相对较少,但如有严重应激情况(手术、分娩、创伤等)时,应适当增加激素剂量。

(2)中等剂量:适用于非重症系统性红斑狼疮患者、无严重脏器损害的血管炎、成人 Still 病等。中等剂量糖皮质激素应与免疫抑制剂联合使用,当病情得以控制时,激素应规律减量。

(3)大剂量:适用于多发性肌炎、重症系统性红斑狼疮、结节性多动脉炎、巨细胞动脉炎等活动期。

(4)冲击剂量:一般采用甲泼尼龙大剂量静脉冲击疗法(IVMP),即短期内(3~5 天)、大剂量(每日 10~20mg/kg 或 500~1000mg/d)应用甲泼尼龙迅速控制病情恶化的一种静脉给药方法。适用于狼疮危象、严重狼疮肾炎、结节性多动脉炎及严重多发性肌炎或皮肌炎等危及生命的情况,采用 IVMP 疗法 3~5 天后,一般将糖皮质激素用量减至 1~1.5mg/（kg·d）。

【给药方式】

（1）**每日给药法**：该方式是目前临床应用最常见的用法。每日晨间给药（6～8 时）可以模拟正常的肾上腺皮质分泌规律，对肾上腺抑制的危险相对减小。若病情活动，单次给药难以控制或剂量过大，可将每日剂量分为早/午 2 次，待病情稳定后调整为每日早晨。若患者因类风湿关节炎、成人 Still 病等病情活动而应用激素，在晨间给药难以控制时，可调整为早/晚给药，需密切监测激素副作用，并尽快控制病情后减药，以避免对于 HPA 轴的损伤。需要注意的是，长效糖皮质激素（地塞米松、倍他米松等）半衰期较长，即使每日晨间给药，也可能对 HPA 轴产生抑制作用。另外，每日晨间给药方式不能用于皮质类固醇的替代疗法。后者应该在早晨给 2/3 剂量，夜间给 1/3 剂量，以模拟内源性类固醇分泌的正常模式。

（2）**隔日给药法**：隔日给药能更有效地减少激素的毒副作用及对 HPA 轴的抑制，且其抗炎和免疫抑制作用持续作用超过 48 小时，故对本病治疗无实质影响。当系统性红斑狼疮、多发性肌炎等疾病病情稳定后，并难以完全停药，可将每日给药方式调整为隔日给药，以达到减药的目的。

（3）**局部给药法**：关节腔局部注射激素是治疗关节炎症及减少全身用药所致的毒副作用的手段之一。多用于仅单个或少数关节的滑膜炎。其优点为较小的局部注射剂量所取得的疗效与较大的全身剂量相当；极少影响机体本身激素水平的正常调节。利美达松、曲安奈德、复方倍他米松等激素，皆可用于关节内局部注射治疗。关节腔内注射激素的次数不宜过多（一般不超过 3 次/年），每次注射至少间隔 3 个月，以免发生感染、类固醇结晶性关节炎等。另外，关节腔注射应严格无菌操作，避免导致化脓性关节炎；除了关节腔内局部用药，糖皮质激素尚可外用治疗，如皮肌炎患者可局部外用糖皮质激素改善皮损；存在重症眼炎患者，可接受激素眼部注射治疗。

【减药方案】

当泼尼松（或其他等效激素）剂量≥40mg 时，维持治疗 4~6 周,病情稳定后,可以每隔 1~2 周减量 5~10mg,当泼尼松(或其他等效激素)剂量在 20~40mg 时,每 1~2 周减 5mg。如果泼尼松(或其他等效激素)<20mg 时,每 2~3 周减 1~2.5mg,或采用隔日减药法,即每月隔日减 2.5mg/d,最终为隔日服药(表 4-2)。

表 4-2　糖皮质激素减药方案

剂量(mg)	减量(mg)	间隔(周)
≥40	5~10	1~2
20~40	5	1~2
<20	1~2.5	2~3

【禁忌证】

尽量避免使用糖皮质激素的情况包括:

(1)对糖皮质激素类药物过敏;

(2)严重精神病史;

(3)癫痫;

(4)活动性消化性溃疡;

(5)新近胃肠吻合术后;

(6)骨折;

(7)创伤修复期;

(8)单纯疱疹性角、结膜炎及溃疡性角膜炎、角膜溃疡;

(9)严重高血压;

(10)严重糖尿病;

(11)未能控制的感染(如水痘、真菌感染);

(12)活动性肺结核;

(13)较严重的骨质疏松;

(14)妊娠初期及产褥期;

(15)寻常型银屑病。

但是,若有必须用糖皮质激素类药物才能控制疾病,挽救患者生命时,如果合并上述情况,可在积极治疗原发疾病、严密监测上述病情变化的同时,慎重使用糖皮质激素类药物。

【慎重使用】

库欣综合征、动脉粥样硬化、肠道疾病或慢性营养不良的患者及近期手术后的患者慎用。急性心力衰竭、糖尿病、有精神病倾向、青光眼、高脂蛋白血症、高血压、重症肌无力、严重骨质疏松、消化性溃疡病、妊娠及哺乳期妇女应慎用,感染性疾患必须与有效的抗生素合用,病毒性感染患者慎用;儿童也应慎用。

【副作用和辅助治疗】

(1)**防止骨质疏松**:研究表明,服用泼尼松剂量≥7.5mg/d,持续超过3个月,即可造成骨量减少,应辅助补充钙和维生素D,并根据患者存在的危险因素,监测骨密度,必要时给予二磷酸盐抗骨吸收治疗,以减少糖皮质激素性骨质疏松(GIOP)。正常情况下每日钙摄入标准,绝经前女性1000mg/d,绝经后女性1000~1500mg/d。青年男性1000mg/d,中老年男性1000~1500mg/d。据统计,中国人每天正常的摄入量约为400mg/d,因此应根据个体情况,适当补充钙剂。钙剂种类繁多,包括无机钙、有机钙等。目前,临床上常用的是碳酸钙,因其价格便宜,含钙量较高。钙剂常见副作用包括:胃肠道刺激、腹泻、恶心等。治疗骨质疏松除了补钙以外,尚需补充维生素D以促进钙的吸收。临床上一般采用维生素D_3,3500~1000IU。1α-(OH)D_3,口服0.25~1μg/d。1,25(OH)$_2D_3$,口服0.25μg/d。若出现严重骨质疏松,可加用抑制骨吸收的药物,如二磷酸盐、降钙素等。二磷酸盐:阿仑膦酸钠10mg/d口服。降钙素:常用的制剂有益钙宁、降钙素。通常10mg或100IU,静滴或肌注,1~2次/周。

(2)**类肾上腺皮质功能亢进症**:表现为向心性肥胖、满月脸、痤疮、多毛、乏力、低血钾、水肿等,一般停药或减量后可以自行消失。

(3)**血糖、血脂代谢紊乱**:糖皮质激素可造成血糖、血脂代谢异常,诱发糖尿病及高脂血症等。激素相关糖尿病患者,可首先采取调整饮食,必要时加用降糖药或胰岛素治疗。高脂血症的患者若饮食控制差,可加用降脂药物。

(4)**高血压**:糖皮质激素可造成血压升高,因此在使用糖皮质激素时应全程监测血压变化。一过性的血压升高,在激素减量后可自行消失,若存在顽固性高血压,可适当加用降压药。

(5)诱发和加重感染:糖皮质激素可造成真菌、细菌(常见金黄色葡萄球菌)和病毒感染,以及结核病灶的扩散。若出现上述情况,应及时加用针对性强的抗生素、抗结核、抗病毒药物。对于存在陈旧性结核病变的患者在大剂量使用激素时可以使用异烟肼0.3g,每日1次,预防结核病复发。对于存在现行感染的患者,糖皮质激素可诱发感染加重,因此在选用激素时应权衡利弊,严格控制给药剂量。

(6)诱发和加重溃疡:对有消化性溃疡病史患者应该慎用激素。如病情所需,应加用质子泵抑制剂和胃黏膜保护剂,并适当减少激素剂量和缩短疗程。糖皮质激素与非甾体抗炎药合用时,胃肠道风险加倍,应相对选用选择性COX-2抑制剂。

(7)类固醇性肌炎:糖皮质激素可诱发肌炎样症状,表现为上下肢近端肌肉和肩、骨盆带肌无力。常见于大剂量激素治疗时,出现这种症状应停止用药。炎性肌病患者在使用激素后出现肌无力症状加重,应考虑类固醇性肌炎可能。

(8)有精神异常病史:这样的患者使用激素后易导致复发。即使无精神病史者也可因激素治疗而诱发精神异常。前者应禁忌使用,后者在症状出现后应减量或停药,同时加用抗精神药物。

(9)无菌性骨坏死:常见于长期服用激素的风湿病患者,但也见于短期大剂量治疗时。当患者出现髋部不适时,及早做MRI检查。发现有无菌性骨坏死征象,立即减量激素,扶杖行走。必要时外科行股骨头钻孔减压术,防止无菌性骨坏死的发展。

【糖皮质激素治疗风湿免疫疾病特殊情况处理】

(1)低蛋白血症:大多数激素口服后容易被吸收,血浆中激素主要与α-转运皮质激素球蛋白结合,少数与清蛋白结合,和清蛋白的结合不牢固,造成大约25%的激素游离于血浆中,且只有这部分激素能发挥生物活性。人工合成的外源性激素,泼尼松龙除外,与球蛋白的亲和力均较低,大部分与白蛋白结合。因此,血浆中白蛋白的水平决定着结合与游离两种药物形式的比例,从而直接影响疗效和毒副作用的大小,当白蛋白水平下降时将引起大量激素游离,如不及时调整药量则会增加不良反应。风湿病合并肾脏损伤的患者,往往易出现低蛋白血症。低蛋白血症可能造成糖皮质激素药效降低,此时应适当补充白蛋白。

(2)重大应激事件: 激素治疗超过1个月的患者,如将接受手术,须在围术期补充适量激素以防止可能发生的肾上腺皮质功能不全。肾上腺皮质功能不全的表现为低钠、高钾、低血糖、嗜酸性粒细胞增多、高血压、恶心、呕吐、腹泻、精神紊乱,重者循环衰竭甚至死亡。不论在哪种情况下,停药太快也会出现类似情况,这是由于下丘脑垂体肾上腺轴(PHA轴)受到了抑制。PHA轴的抑制与用药时间、剂量、方法有关。泼尼松龙25mg,每天2次,5天可出现抑制;低剂量,每日一次给药抑制出现较慢。停药后HPA轴功能恢复与用药时间成正比,长期用药者,肾上腺皮质功能恢复可长达一年。

(3)妊娠时激素使用: 除了激素本身常见的副作用外,妊娠期应用激素对母婴没有额外的不良影响。研究表明,只有游离的皮质激素才能通过胎盘屏障,与转运蛋白结合者则不能通过胎盘;泼尼松龙和甲泼尼龙通过胎盘后被 11β- 羟类固醇脱氢酶转化为相对无活性的11-酮基形式,胎儿接触不足10%。氟化的糖皮质激素,如倍他米松和地塞米松可通过胎盘,母体与婴儿的浓度相似。可用以促进早产儿的肺成熟,或逆转由母亲抗 SSA/SSB 抗体所导致的先天性心脏传导阻滞。

(4)哺乳期用药: 生理剂量或低药理剂量(每天可的松25mg 或泼尼松5mg,或更少)对婴儿一般无不良影响。但是,如乳母接受药理性大剂量的糖皮质激素,则不应哺乳,由于糖皮质激素可由乳汁中排泄,对婴儿造成不良影响,如生长受抑制、肾上腺皮质功能受抑制等。

(5)撤药综合征: 在撤药过程中,患者常诉严重乏力、关节肌肉酸痛、情绪低沉、不思饮食,甚至恶心、呕吐。这不一定是患者体内肾上腺皮质激素水平过低,而常常与患者对激素从高水平降至低水平不能适应有关。如出现此种情况,可加大激素用量,待症状消失后再逐渐减量。

反跳现象:由于过快停药或减量太快,引起原有疾病病情加剧恶化。此时应加大糖皮质激素用量,其量应大于上次减量前的剂量,并加用非甾体类药物(如布洛芬、吲哚美辛、雷公藤等)。待病情控制后再慢慢减量,速度要比前减慢。肾上腺危象。如前已提及,患者下丘脑-垂体-肾上腺轴常有明显抑制,在停用外源性糖皮质激素后患者肾上腺皮质功能实际上是低的,遇于不大的应激都有可能诱发危象。如有危象出现,应予积极处理。

(6)EULAR 基于证据和共识的风湿病大剂量糖皮质激素治疗的应用建议:2013 年 EULAR 成立了一个包括风湿病患者在内的多学科特别小组(人员组成:来自 7 个欧洲国家的 16 位成员:8 位风湿病专家、1 位内分泌专家、1位风湿/传染病专家、4 位风湿病患者代表及 2 位研究人员)。在讨论过糖皮质激素治疗的一般的初始风险之后,每个参与者提出了 10 条有关大剂量 GCs 临床应用安全方面的问题。最终给出的建议通过 Delphi 共识法选择而得。通过 PubMed、EMBASE 和 Cochrane Library 进行系统性文献检索以对每条建议进行验证。建议的推荐力度基于研究证据、临床专家意见及患者意见。

这 10 条建议有关患者教育,全科医生信息、骨质疏松预防措施,理想的糖皮质激素(GC)起始剂量、GC 治疗的风险-收益比、GC 节省疗法,筛选并发症、不良反应的监测等。其中前 9 条建议立足于教育与预防,最后 1 条则强调了治疗过程中相应指标的监测。需要指出的是,该 10项建议证据支持相对薄弱,需要进一步研究加以夯实。

(1)对患者(和其家人和(或)护工,包括医疗专业人员)解释中等/大剂量 GC 治疗的目的及可能伴随的潜在风险(Ⅲ级)。

(2)讨论可能有助于减轻这种风险的方法,包括饮食、规律运动以及恰当的外伤护理(Ⅲ/Ⅳ级)。

(3)已发生 GC 相关骨质疏松或有此风险的患者,应接受恰当的预防/治疗措施(Ⅰ-A 级)。

(4)患者和患者的治疗团队在如何处理 GC 相关的

下丘脑 - 垂体 - 肾上腺轴抑制方面能够得到恰当的实际的建议（Ⅳ级）。

（5）使患者可以在全科医生处获得最佳的中等 / 大剂量 GC 应用管理（Ⅳ级）。

（6）开始中等 / 大剂量 GC 治疗前需考虑并发症对不良反应的影响。并发症包括糖尿病、葡萄糖耐量减低、心血管疾病、消化性溃疡、复发性感染、免疫抑制、青光眼及骨质疏松的危险因素等。有这些并发症的患者应对剂量 /风险 - 收益进行更加严格的管理（Ⅳ级）。

（7）选择合适的初始剂量以获得治疗反应，并顾及治疗不足可能带来的风险（Ⅰ -A/Ⅳ级）。

（8）需不断调整 GC 的用量，并对治疗反应、治疗不足风险及 AEs 的发生进行剂量滴定（Ⅳ级）。

（9）如果预期必须长时间应用中等 / 大剂量 GC，则应积极考虑 GC 节约疗法（被否定的条目）。

（10）应对所有患者进行 AEs 临床信号的监测。治疗医师应知晓发生糖尿病、高血压、体重增加、感染、骨质疏松骨折、骨坏死、肌病、眼部病变、皮肤问题以及神经心理学等 AEs 的可能（Ⅳ级）。

（崔贝贝　谢其冰）

4.1　系统性红斑狼疮

【病例】

患者女性，24 岁。因"反复面部红斑、关节肿痛 1 年，抽搐 1 天"急诊入院。1 年前，患者无明显诱因出现颜面部红斑，伴脱发、全身多关节肿痛，于当地医院诊断为"类风湿关节炎"，给予羟氯喹、双氯芬酸、类固醇激素软膏外涂面部后，上述症状稍有减轻，但间断出现发热、关节肿痛等。1 天前，患者无明显诱因突然出现意识丧失、双目上翻凝视、牙关紧闭、双臂上举，全身强直痉挛，无大小便失禁等，3 分钟后全身抽搐停止，抽搐停止后出现口吐白沫，肌肉松弛，昏睡，急诊入院诊治。体格检查：T 38.4℃，P 112 次 / 分，BP 190/105mmHg，R 24 次 / 分。嗜睡状态，呼之能应，定向力减弱，近期记忆减退。头发稀疏。面部双颊及鼻梁对称红斑,不高出皮肤,压之部分褪色。球结膜水肿,瞳孔等大、等圆,直径 3mm,对光反射灵敏。舌头被咬伤,余口腔部位正常。颈软无抵抗。心肺腹查体(-)。无四肢关节肿胀、压痛,关节无畸形。双手各有两手指甲周皮肤散在点状坏死样损害,深褐或黑色。双下肢及足背水肿。神经系统检查发现其定向力减退,近期记忆力差,计算力差。由于缺乏合作难以进行运动功能检查,四肢肌力相等,Ⅴ级。生理反射正常、对称。右侧巴氏征(+),余病理性反射未引出。辅助检查:血常规:血红蛋白 125g/L;血细胞比容 34%/dl;白细胞 5.5×10^9/L,75% 中性粒细胞,20% 淋巴细胞,5% 单核细胞;血小板 76×10^9/L。尿常规:蛋白 +++,红细胞 10~12/HP,白细胞 20~30/HP,颗粒管型 5~10/μl,红细胞管型 1-2/μl;24 小时尿蛋白 4.5g。尿素氮 24.2mmol/L,肌酐清除率 80ml/min。白蛋白 26.2g/L,血糖 5.1mmol/L,电解质、T3、T4、TSH 正常,凝血酶原时间和部分凝血激活酶时间正常。血培养阴性。胸部 X 线正常。超声心动图:无赘生物,轻度二尖瓣脱垂。肾活检:弥漫增殖性肾小球肾炎,伴免疫球蛋白和免疫复合物在肾小球基底膜沉积。脑脊液:蛋白 100mg/dl,白细胞 10,多核白细胞 20%,淋巴细胞 80%,细菌培养(-),糖轻度下降,氯化物正常,IgG 合成率升高。脑电图:弥散慢波,无局灶的异常改变。头颅 CT 及 X 线正常。头颅 MRI:双侧大脑半球白质中多发小斑点样的增高信号影.增强后可见强化。免疫检查:ANA 1:1000,周边型、抗 dsDNA 抗体 1:100、抗心磷脂抗体阴性、ANCA 阴性、抗肾小球基底膜抗体阴性、C3 0.25g/L(正常 >0.785),C4 0.056g/L(正常 >0.145)。大脑血管造影和肾血管造影阴性。

【疾病概述】

系统性红斑狼疮(systemic lupus erythematosus,SLE)是一种涉及多种系统和脏器损害的慢性结缔组织疾病,可累及皮肤、关节、黏膜、泌尿、血液及中枢神经系统等,病情呈反复发作与缓解交替过程。SLE 的发病机制复杂,包括免疫细胞活化,抗原抗体反应,炎症因子释放等多个环节。糖皮质激素具有强大的抗炎作用和免疫抑制作用,对于细胞免疫的诸多环节有明显的抑制作用,在大剂量时还能够明显抑制体液免疫,因此被作为 SLE 的基本选择用药,广泛应用于临床。

【狼疮疾病活动度评估】

系统性的判断狼疮活动程度对于指导治疗和判断预后有重要意义。各种 SLE 的临床症状、实验室指标,均可提示疾病的活动。可能出现病情活动的主要表现有:中枢神经系统受累(可表现为癫痫、精神病、器质性脑病、狼疮性头痛等,但需排除中枢神经系统感染),肾脏受累(包括管型尿、血尿、蛋白尿、脓尿),血管炎,胸膜炎、心包炎,新发的关节炎、肌炎、皮肤黏膜表现(如新发红斑、脱发、黏膜溃疡),低补体血症,DNA 抗体滴度增高,不明原因的低热,血三系减少(需除外药物所致的骨髓抑制),血沉增快等。常用的是 SLEDAI(SLE 活动性指数),它是指根据评分前 10 天内的症状对 24 个项目进行 SLE 疾病活动性评分(表 4-3)。

表 4-3　系统性红斑狼疮疾病活动度评分(SLEDAI)

积分	临床表现
8	癫痫发作:最近开始发作的,除外代谢、感染、药物所致
8	精神症状:严重紊乱干扰正常活动。除外尿毒症、药物影响
8	器质性脑病:智力的改变伴定向力、记忆力或其他智力功能的损害并出现反复不定的临床症状,至少同时有以下两项:感觉紊乱、不连贯的松散语言、失眠或白天瞌睡、精神活动增多或减少。除外代谢、感染、药物所致
8	视觉受损:SLE 视网膜病变,除外高血压、感染、药物所致
8	脑神经异常:累及脑神经的新出现的感觉、运动神经病变
8	狼疮性头痛:严重持续性头痛,麻醉性止痛药无效
8	脑血管意外:新出现的脑血管意外。应除外动脉硬化
8	脉管炎:溃疡、坏疽、有触痛的手指小结节、甲周碎片状梗死、出血或经活检、血管造影证实

续表

积分	临床表现
4	关节炎:2个以上关节痛和炎性体征(压痛、肿胀、渗出)
4	肌炎:近端肌痛或无力伴 CPK/醛缩酶升高,或肌电图改变或活检证实
4	管型尿:HB、颗粒管型或 RBC 管型
4	蛋白尿:>0.5g/24h,新出现或近期增加
4	脓尿:>5 个 WBC/HP,除外感染
2	脱发:新出现或复发的异常斑片状或弥散性脱发
2	黏膜溃疡:新出现或复发的口腔或鼻黏膜溃疡
2	新出现皮疹:新出现或复发的炎症性皮疹
2	胸膜炎:胸膜炎性胸痛伴胸膜摩擦音、渗出或胸膜肥厚
1	发热:>38℃,需除外感染因素
1	血小板降低 <100 × 10⁹/L
1	白细胞减少 <3 × 10⁹/L,需除外药物因素

注:0~4 分基本无活动;5~9 分轻度活动;10~14 分中度活动;≥15
分重度活动

【糖皮质激素适应证】

(1)**治疗原则**:SLE 是一高度异质性疾病,治疗应根据病情的轻重程度进行个体化治疗。轻型 SLE 治疗可用小剂量或不用糖皮质激素。中型 SLE 治疗糖皮质激素是必要的,且需要联用其他免疫抑制剂。重型 SLE 的治疗主要分两个阶段,即诱导缓解和巩固治疗,并需大剂量糖皮质激素联合免疫抑制剂。如出现狼疮危象通常需要大剂量甲泼尼龙冲击治疗,以及针对受累脏器的对症和支持治疗,后继治疗可按照重型 SLE 的原则,继续诱导缓解和维持巩固治疗。

(2)**诱导期治疗**:糖皮质激素适用于病情活跃的各种类型狼疮的治疗。糖皮质激素的使用,应根据病情及受累器官情况进行个体化选择。在疾病的活跃、重症期,应采用诱导期治疗方案,给药方式包括:

　　方案1：甲泼尼龙大剂量静脉冲击疗法（IVMP）。短期内（3~5天）、大剂量（每日10~20mg/kg或500~1000mg）应用甲泼尼龙迅速控制病情恶化的一种静脉给药方法。该方案能够快速控制病情，当SLE造成严重器官损害或危及生命时，应酌情采用IVMP治疗。该方案副作用与口服激素相当，但可更快达到糖皮质激素维持剂量，产生疗效更早，累积剂量较少。采用IVMP疗法3~5天后，一般将糖皮质激素用量减至1~1.5mg/(kg·d)。

　　方案2：糖皮质激素每日口服疗法。可选择口服的糖皮质激素包括：泼尼松、泼尼松龙、甲泼松龙、甲泼尼龙等，药物剂量往往从1~2mg/(kg·d)开始，分次给药。该方案起效较为迅速，感染风险较小，适用于疾病活跃但不危及生命，或合并感染的患者。

　　1）神经精神狼疮（NPSLE）：NPSLE的发生往往与疾病活跃及其他脏器受累相关。NPSLE症状包括中枢神经系统，周围神经系统，精神障碍等，2010年美国风湿病学会（ACR）报告了19种NPSLE的临床症状（表4-4）。根据EULAR2013年共识，对于NPSLE的治疗通常首先采用IVMP方案，甲泼尼龙剂量范围为$3 \times 500mg/d$~$5 \times 1000mg/d$。此外，后续治疗推荐方案是口服泼尼松1mg/(kg·d)；若存在精神症状，泼尼松的最小用量为2mg/(kg·d)，同时联合环磷酰胺或羟氯喹治疗。

表4-4　ACR提出的NPSLE的神经精神表现

中枢神经系统表现	周围神经系统表现
无菌性脑膜炎	急性炎症脱髓鞘性多神经炎（吉兰 - 巴雷综合征）
脑血管疾病	自主神经系统紊乱
脱髓鞘综合征	单神经病变
头痛（包括偏头痛和良性高血压）	重症肌无力
运动障碍（舞蹈症）	脑神经病变
脊髓病	神经丛病变
癫痫发作	多发性神经病变

续表

中枢神经系统表现	周围神经系统表现
急性意识障碍	
焦虑	
认知障碍	
情绪障碍	
精神障碍	

2)狼疮肾炎(LN):LN 是狼疮预后不良的重要危险因素,而 SLE 肾脏损害发生率高达 100%。2012 年 ACR 狼疮肾炎诊断和治疗指南中,肾脏活检被作为评估病情,指导临床用药的重要指标(表 4-5)。

表 4-5　国际肾病学会 / 肾脏病理学会(ISN/RPS)
2003 年狼疮性肾炎分型

分型		表现
I 型	微小系膜性 LN	光镜正常,但免疫荧光和电镜可见系膜区免疫符合物沉积
II 型	系膜增生性 LN	光镜下单纯的系膜区细胞或基质增生,伴系膜区免疫复合物沉积;免疫荧光或电镜可有少量上皮或内皮下沉积,但光镜下上述区域无异常发现
III 型	局灶性 LN	活动性或非活动性的局灶性、节段性或球性血管内皮或血管外肾小球肾炎(<50%的小球受累),通常伴有局灶性内皮下免疫复合物沉积,伴或不伴系膜改变活动性病变
III(A)		局灶增生性 LN
III(A/C)		活动性 + 慢性病变;局灶增生性 + 硬化性 LN
III(C)		慢性非活动性病变伴肾小球瘢痕:局灶硬化性 LN
IV 型	弥漫性 LN	活动性或非活动性之弥漫性,节段性或球性血管内皮或血管外肾小球肾炎(>50%的肾小球受累),通常伴有弥漫性内皮下

分型	表现
	免疫复合物沉积,伴或不伴系膜改变,其中弥漫节段性LN(Ⅳ-S)是指有≥50%的肾小球存在节段性病变,节段性是指小于1/2的肾小球血管襻受累;弥漫性球性LN(Ⅳ-G)是指≥50%肾小球存在球性病变,包括弥漫的"金属圈"而无或少有肾小球增生改变者
Ⅳ-S(A)	活动性病变:弥漫性节段性增生性LN
Ⅳ-G(A)	活动性病变:弥漫性球性增生性LN
Ⅳ-S(A/C)	活动性+慢性病变:弥漫性节段性增生性+硬化性LN
Ⅳ-G(A/C)	活动性+慢性病变:弥漫性球性增生性+硬化性LN
Ⅳ-S(C)	慢性非活动性病变伴肾小球瘢痕:弥漫性节段性硬化性LN
Ⅳ-G(C)	慢性非活动性病变伴肾小球瘢痕:弥漫性节球性硬化性LN
Ⅴ型　膜性LN	球性或节段性上皮下免疫复合物沉积的光镜、及免疫荧光或电镜表现,伴或不伴系膜改变。Ⅴ型LN可合并于Ⅲ型或Ⅳ型LN,应予非别诊断;Ⅴ型LN可有严重的硬性表现
Ⅵ型　晚起的硬化性LN	≥90%的肾小球变现为球性硬化,且不伴参与的活动性病变

注:应列出肾小管萎缩、间质炎症和纤维化的程度(轻、中、重),以及动脉硬化或其他血管病变的程度

　　对于Ⅲ/Ⅳ、Ⅳ、Ⅳ/Ⅴ型LN患者,糖皮质激素联合吗替麦考酚酯(MMP)或环磷酰胺治疗被作为首选方案。根据2012年发布的专家共识,该型患者激素使用应首选IVMP法(C级证据),随后以口服泼尼松0.5~1mg/(kg·d)作为后续治疗。目前尚无其他激素给药方式治疗LN有效证据。对于Ⅴ型LN合并大量蛋白尿患者,应采用MMP联合泼尼松治疗,口服泼尼松起始剂量为0.5mg/(kg·d)。有研究表明,MMP2~3g/d联合泼尼松(平均27mg/d)与环

磷酰胺冲击治疗(每月 0.5~1mg/kg)6 个月后临床缓解率相当,其中约 30% 患者对上述治疗无效。糖皮质激素在 LN 治疗中的选择:

LN I 和 II 型:对于尿液检查正常或改变轻微者,不需要针对 LN 给予特殊治疗。

LN III 和 IV 型:糖皮质激素作为基本治疗药物,可根据病情联合使用细胞毒药物或其他免疫抑制剂。治疗分为诱导治疗和维持治疗。前者主要针对 SLE 引起的严重的免疫炎症反应,可短期内应用较大剂量的糖皮质激素。后者作为一种长期治疗,主要是维持缓解、预防复发、保护肾功,常采用小剂量糖皮质激素联合免疫抑制剂,需避免治疗的不良反应。

轻至中度的III型:病理表现为轻至中度的局灶节段性系膜增生,累及的肾小球少,没有明显的血管襻坏死,新月体形成等活动性病变。可给予泼尼松 1mg/(kg·d)口服,4~8 周。如反应良好,可于 6 个月内缓慢减量至每日或隔日泼尼松 5~10mg 维持。

重症III型:有严重的节段性病变,伴有血管襻坏死及新月体形成,治疗同IV型 LN。

LN IV 型:可给予泼尼松 1mg/(kg·d),需联合使用细胞毒药物或免疫抑制剂。发生以下情况者适合 IVMP 法冲击治疗:①肾活检示肾小球有较多袢坏死及新月体形成。②伴发狼疮危象:严重血细胞减少、心肌炎、心包炎、狼疮性肺炎、肺出血、狼疮性脑病等。

LN V 型:单纯V型给予泼尼松 1mg/(kg·d),8 周后减量,需要联合应用细胞毒药物或免疫抑制剂。有反应者 3~4 个月内缓慢减量至每日或隔日泼尼松 5~10mg。

LV VI 型:90% 以上的肾小球硬化,一般不再建议使用糖皮质激素治疗。但是如果有肾外活动的表现,仍可用糖皮质激素治疗。

3)狼疮性肺炎:激素治疗狼疮肺部损伤的临床研究较少。既往研究提示,IVMP 法治疗肺出血可显著提高生存率(60%~100%),其后续治疗泼尼松用量为(1~3mg/(kg·d));若存在浆膜炎合并其他脏器损害,口服激素平均用量达到 1~2mg/(kg·d)时,可取得较好的治疗效果。

4）狼疮消化系统损害:狼疮的消化系统损害包括肠系膜血管炎,蛋白丢失性胃肠病,胰腺炎,自身免疫性肝炎等。当SLE继发肠系膜血管炎时,可采用IVMP法,甲泼尼龙用量为1g,3天;或采用每日短效激素口服方案,口服泼尼松0.5~1.5mg/(kg·d)。统计表明,上述两种方法皆可取得良好疗效,症状缓解率高达80%~100%。联合用药包括羟氯喹、环磷酰胺、丙种球蛋白等。

5）狼疮的心脏损害:狼疮的心脏损害致死率较高,一经诊断,需积极治疗。狼疮心脏损害包括心包炎、心肌炎等。目前有限的研究表明,IVMP法治疗急性心肌炎有效,目前尚缺乏IVMP法治疗心包炎相关的治疗报道。当出现急性心包炎表现时,可口服泼尼松0.5~1mg/(kg·d)治疗,疗效较为显著。

6）狼疮血液系统损害:狼疮的血液系统损害较为常见,往往表现为白细胞、血小板的轻度减低,这种情况是无须医疗干预。当出现白细胞、血小板重度减低时,可采用IVMP法,甲泼尼龙10~20mg/(kg·d),3天治疗。自身免疫性溶血性贫血(AIHA)的治疗多采用口服短效激素治疗法,治疗剂量为泼尼松0.5~1mg/(kg·d)。

7）其他:仅存在皮肤损害时,一般不推荐全身应用激素,可局部使用含激素成分的外用药。当存在大疱性系统性红斑狼疮(BSLE)时,可口服较大激素治疗(泼尼松30~90mg/d),严重时可采用IVMP法冲击治疗。激素治疗狼疮的骨骼肌肉损害方面依然缺乏明确的循证医学证据;当关节炎持续存在时,可给予小剂量(10mg/d)泼尼松口服治疗。

(3) **维持治疗**:针对病情控制良好的SLE的治疗。

方案1:继续每日口服糖皮质激素,建议晨起顿服。症状控制后,开始缓慢减量;若耐受好,每周减量5%~10%。减量至0.5mg/(kg·d)后需根据情况减量减慢速度。达到20mg/d后,每月减2.5mg。当达到10~15mg时,每月减量1mg。若病情复发,增至最近的有效剂量并维持数周。

方案2:隔日糖皮质激素治疗方案。每日晨起顿服,然后开始按隔日减量治疗。例如:60mg/d减至60mg与50mg按日交替使用。直到每隔一日使用60mg/d,然后每

1~2 周减少 5%~10%。

方案 3：在方案 1 或 2 基础上，加用抗疟药、非甾体抗炎药、环磷酰胺等联合治疗，有助于糖皮质激素减量。如果能够减至 15mg/d 或隔日 30mg 或更小剂量而病情无复发，则考虑单独用糖皮质激素。如果维持剂量大，考虑加用细胞毒药物。

【妊娠期狼疮】

妊娠可增加疾病活动度，诱导轻、中度活动期 SLE 复发。目前，泼尼松以及非氟化的糖皮质激素、硫唑嘌呤、环孢素、小剂量阿司匹林已应用与 SLE 妊娠期患者，但安全性和有效性缺乏 RCT 证实。一项 RCT 提示羟氯喹在妊娠期的应用安全有效。如果稳定期长期用糖皮质激素维持治疗的 SLE 患者妊娠，在临产前后约 3 天可以将糖皮质激素加至相当于泼尼松 20~40mg/d，以避免出现肾上腺危象。

【糖皮质激素疗效评价】

疗效的指标包括临床和实验室指标。例如：①狼疮肾炎患者血肌酐、补体和尿素氮水平应在开始治疗后短期内改善。每日大剂量泼尼松治疗 2~10 周后，患者应出现蛋白尿减少或消失，肾功能改善，抗 dsDNA 抗体水平可在同期相应下降。有少数患者在临床改善时不出现自身抗体滴度或补体水平的变化。②肾功能不全已达数月（如血肌酐 >2.0mg/dl）和肾活检示高度慢性病变者，肾功能难以恢复，必要时可行透析或肾移植。③贫血和血小板减少常在糖皮质激素治疗开始的 5~15 天内开始改善。④神经精神狼疮综合征的相关表现（急性精神错乱、剧烈头痛和弥漫性脱髓鞘综合征）常在数日内改善；其他表现如精神病、运动失调和认知改变可能需要数周、甚至数月才能恢复。临床疗效评价无效时，需调整糖皮质激素剂量及其他药物治疗方案。

尽管激素有良好的抗炎作用，可有效改善 SLE 患者疾病活动度，但约有 1/3 的患者存在有不同程度的激素抵抗。其机制可能与淋巴细胞表面糖皮质激素受体（GCR）表达减少或 GCR 本身修饰异常相关。若 SLE 患者存在激素抵抗，应适当加大糖皮质激素用量，或与免疫抑制剂联合治疗。

【病例分析】

本案患者为青年女性,起病缓,病程长,病情急性诱发加重。病变累及皮肤、关节骨骼、血液、肾脏、神经精神等多系统;辅助检查示大量自身抗体产生(ANA 1∶1000)、抗 dsDNA 抗体阳性,补体 C3/C4 下降;同时,存在肢端皮肤血管炎表现(小梗死灶)、心脏瓣膜损害。根据上述情况,本案患者符合重症狼疮诊断标准,应积极采用糖皮质激素治疗。首先选用 IVMP 法,给予大剂量甲泼尼龙 500mg/d 静滴及人丙种球蛋白 20g/d,治疗 3 天,之后甲泼尼龙减量至 80mg/d,联合羟氯喹(200mg bid)、环磷酰胺(1g 每月1 次),抗癫痫药物及抗感染药物同时治疗;2 周后,激素调整为泼尼松 60mg/d 口服,症状好转出院。治疗 2 月后,此时泼尼松已减量至 40mg/d,神经精神症状改善,仅有轻度注意力不集中、记忆力和计算力减退;蛋白尿下降、肌酐清除率和尿素氮恢复正常;皮肤红斑消失、指端血管炎损害好转;关节痛缓解。

【禁忌证】

(1)尽量避免使用糖皮质激素的情况:对糖皮质激素类药物过敏;严重精神病史;癫痫;活动性消化性溃疡;新近胃肠吻合术后;骨折;创伤修复期;单纯疱疹性角、结膜炎及溃疡性角膜炎、角膜溃疡;严重高血压;严重糖尿病;未能控制的感染(如水痘、真菌感染);活动性肺结核;较严重的骨质疏松;妊娠初期及产褥期;寻常型银屑病。

但是,若有必须用糖皮质激素类药物才能控制疾病,挽救患者生命时,如果合并上述情况,可在积极治疗原发疾病、严密监测上述病情变化的同时,慎重使用糖皮质激素类药物。

(2)慎重使用糖皮质激素的情况:库欣综合征、动脉粥样硬化、肠道疾病或慢性营养不良的患者及近期手术后的患者慎用。急性心力衰竭、糖尿病、有精神病倾向、青光眼、高脂蛋白血症、高血压、重症肌无力、严重骨质疏松、消化性溃疡病、妊娠及哺乳期妇女应慎用,感染性疾患必须与有效的抗生素合用,病毒性感染患者慎用;儿童也应慎用。

【注意事项】

（1）**糖皮质激素副作用**：激素的副作用除感染外，还包括高血压、高血糖、高血脂、低钾血症、骨质疏松、无菌性骨坏死、白内障、体重增加、水钠潴留等。应记录血压、血糖、血钾、血脂、骨密度、X线胸片等作为评估基线，并定期随访。应注意在发生重症 SLE、尤其是危及生命的情况下，激素的副作用如股骨头无菌性坏死并非是使用大剂量激素的绝对禁忌。IVMP 法常见副作用包括：脸红、失眠、头痛、乏力、血压升高、短暂的血糖升高；严重副作用包括：感染、上消化道大出血、水钠潴留、诱发高血压危象、诱发癫痫大发作、精神症状、心律失常。IVMP 法治疗应强调缓慢静脉滴注 60 分钟以上，注射速度过快有突然死亡风险。SLE 患者使用的激素疗程较长，故应注意保护下丘脑 - 垂体 - 肾上腺轴，避免使用对该轴影响较大的地塞米松等长效和超长效激素。

（2）**减少副作用的措施**：为减少长期使用激素以及其他免疫抑制剂所带来的副作用提出了一些指导方案，包括：①不滥用糖皮质激素，首先用于致命性 SLE 或生活质量严重受损的必要患者，控制病情后尽快减量。②密切监测糖皮质激素使用患者的电解质、全血细胞计数（CBC）、血糖水平、感染征象、血压、眼压、白内障、骨质疏松的表现；定期监测免疫抑制剂使用患者的 CBC 计数、血小板计数、肝功能检测、感染征象、镜下血尿（口服 CTX）、恶性肿瘤的体征。③防治感染：A. 警惕普通感染和机会感染的高发率：常见的有带状疱疹、G- 细菌的尿路感染、葡萄球菌、念珠菌（包括脓毒血症）、卡氏肺囊虫、分枝杆菌、真菌和病毒如巨细胞病毒（CMV），仔细监测其表现。B. 如怀疑感染，广谱治疗最可能的感染微生物待培养结果出来后停药或更改用药。C. 抗感染免疫，建议每年接种流感疫苗和一种肺炎疫苗（23 价肺炎球菌疫苗）。D. 通过预防性使用抗生素可阻止部分复发性感染或减少复发率。例如：阿昔洛韦治疗带状疱疹，复方新诺明治疗尿路感染和肺囊虫感染。E. 纠正糖皮质激素毒性表现：高血压、低钾血症、高血糖、水钠潴留、骨质疏松（表 4-6、表 4-7）。

表4-6　EULAR 关于 SLE 的诊治推荐和共识

推荐	证据种类	证据强度	专家共识评分
非复杂性 SLE 的治疗			
抗疟药	2	A	9.4
非甾体抗炎药	–	D	8.8
糖皮质激素	2	A	9.1
AZA	4	B	9.3
MMF	6	D	6.9
MTX	2	A	8
SLE 的辅助治疗			
避光	4	B	9.2
戒烟	–	D	9.3
控制体重	–	D	
运动	–	D	
小剂量阿司匹林	4	D	9
钙剂/维生素 D	2	A	9.2
双膦酸盐	2	A	8.5
他汀类药物	–	D	8.9
抗高血压药物	–	D	8.9

4

表4-7　糖皮质激素剂量分级及适应证

EULAR 分级	分级	适应证
小剂量	≤7.5mg	关节炎
中等剂量	7.5~30mg	皮疹,浆膜炎,常规用药
大剂量	30~40mg	皮疹,浆膜炎,精神障碍
	40~100mg	胃肠道,血液系统,肾脏,神经精神症状
超大剂量	>100mg	神经精神症状

（崔贝贝　尹　耕）

参考文献 ————

1. Bertsias G,Ioannidis JP,Boletis J,et al.EULAR recommendations

for the management of systemic lupus erythematosus.Report of a Task Force of the EULAR Standing Committee for International Clinical Studies Including Therapeutics.Ann Rheum Dis,2008,67 (2):195-205.

2. Luijten RK,Fritsch-Stork RD,Bijlsma JW,et al.The use of glucocorticoids in Systemic Lupus Erythematosus.After 60 years still more an art than science.Autoimmunity Reviews,2013,12(5): 617-628.

3. 邹耀红.系统性红斑狼疮诊疗手册.北京:人民军医出版社, 2011.

4. 陈灏珠.实用内科学.第14版.北京:人民卫生出版社,2013.

5. 中华医学会风湿病学分会.系统性红斑狼疮诊治指南(草案).中华风湿病学杂志,2003,7(8):508-513.

4.2　类风湿关节炎

【病例1】

患者女性,53岁,因"反复关节疼痛4⁺个月,加重伴发热7天"入院。4^+个月前,患者无明显诱因出现双腕关节、双手近端指间关节、掌指关节疼痛,伴关节肿胀,伴晨僵(大于1小时),无发热、皮疹、口腔溃疡等,未予治疗。7天前,患者关节肿痛症状加重,伴发热,体温最高38.5℃,伴畏寒,无咳嗽、咳痰、腹痛、腹泻、尿频、尿急等,自服美洛昔康无明显好转,为求进一步治疗入院。专科查体见:双腕关节、左手第2、3掌指关节、右手第3近端指间关节肿胀,压痛明显,无关节畸形、活动受限。辅助检查示血常规:Hb 110g/L,PLT $621×10^9$/L↑,WBC2.2×10^9/L↓。肝肾功未见异常,血沉:58mm/h↑,免疫:RF 137IU/ml↑,抗CCP抗体>500RU/ml↑,CRP142mg/L↑,AKA(−),ANA,ENA谱(−),C3、C4正常。双手X线片:未见明显异常。

【病例2】

患者女性,68岁,因"反复关节疼痛20⁺年,加重10天"入院。20^+年前患者无明显诱因出现双膝关节肿胀、疼痛,不伴晨僵,无皮疹、脱发、口腔溃疡等,19年前出现双肘、双腕、双手近端指间关节、双踝关节肿痛,伴晨僵,大于1小时,于当地医院诊断为类风湿关节炎,未正规治疗,关节逐渐出现变形。10天前关节症状加重,伴晨僵(大于1小时),为求进一步治疗入院。查体见:患者慢性病容,轻度贫血貌,心肺腹未见明显异常体征。双肘、双腕关节压痛,活动受限,双手掌指关节,左手第2、3、4近端指间关节肿胀、压痛,双手尺偏畸形,右手第4、5近端指间关节成天鹅颈样畸形,双膝关节肿胀、压痛,活动受限,左膝关节摩擦感,右膝关节弹响及摩擦感,双踝关节压痛。辅助检查示血常规:Hb 80g/L ↓,PLT 504×10⁹/L ↑,WBC 12.88×10⁹/L ↑肝肾功:Alb 28.9g/L ↓,BUN 11mmol/L ↑,Crea 191.4μmol/L ↑,URIC 466.3μmol/L ↑,余未见异常,血沉:34mm/h ↑,免疫:RF 26.7IU/ml ↑,ANA 1∶100 ↑,抗 CCP>500RU/ml ↑,CRP 63.2mg/L ↑,AKA(−),ENA 谱(−),C3、C4正常。双手X线片:双手、双腕、双膝骨质疏松;双膝骨质增生、退变,双腕关节融合、囊样改变。入院后给予双氯芬酸钠治疗后,患者关节疼痛无明显改善。

【疾病概述】

类风湿关节炎(RA)是一种以侵蚀性关节炎为主的全身性自身免疫病。其临床表现为受累关节疼痛、肿胀、功能下降,并可有关节外器官受累。RA 的药物主要包括非甾体抗炎药、改善类风湿病情药物、生物制剂及糖皮质激素。糖皮质激素被应用于 RA 的治疗已有 60 余年的历史。然而,作为一柄双刃剑,糖皮质激素在 RA 治疗中的应用价值一直存在争议,因此合理应用糖皮质激素在 RA 的治疗中至关重要。

(1)**病程分期**:在美国风湿病协会(ACR)2008 年发布的 RA 治疗推荐意见中,RA 的病程被分为 3 期:<6 个月(早期),6~24 个月(中期),>24 个月(长期慢性过程)。2012 年 ACR 将 RA 分期简化为 2 期,即早期 RA(病程 <6 个月)和已确诊 RA(病程 6 个月以上)。

(2)**RA 治疗原则**:RA 治疗的目的在于控制病情,改善关节功能和预后。应强调早期治疗,联合用药和个体化治疗的原则。2012 年 ACR 指出,RA 用药原则的参考因素包括病程、预后不良因素及病情活动度三者综合判定。其中的预后不良因素包括功能受限[健康评估问卷

（HAQ）功能障碍指数或类似有效评估指标］，关节外表现
（如类风湿结节、血管炎、Felty 综合征等）、RF 阳性和（或）
抗 CCP 抗体阳性以及影像学确定的骨侵蚀。ACR 2012
推荐 RA 病情活动度的评估指标，包括 28 个关节疾病活
动度评分（DAS28）、简化疾病活动度指数（SDAI）、临床
疾病活动度指数（CDAI）、类风湿关节炎疾病活动度指数
（RADAI）。

　　RA 的治疗以非甾类消炎药（NSAIDs）减轻关节肿痛
等症状的基础上，联合缓解病情的抗风湿药（DMARD，如
羟氯喹、柳氮磺吡啶、甲氨蝶呤及来氟米特等）。对有预后
不良表现或对上述药物疗效差者可应用生物制剂如 TNFα
拮抗剂。

【糖皮质激素适应证及给药方案】

　　虽然目前认为小剂量糖皮质激素对于 RA 治疗有效
（A 级证据），但是激素不是治疗 RA 的首选药物，一般仅
用于 NSAIDs 反应不佳的患者。糖皮质激素治疗 RA 时，
主张与其他药物联合治疗，应避免单用激素治疗 RA 的倾
向。激素治疗 RA 的原则是：不需用大剂量时则用小剂量；
能短期使用者，不长期使用；治疗过程中，应预防骨质疏松
发生。

　　初始治疗：在初始治疗中，糖皮质激素可短期与
DMARDs 药物联合用于 RA 的诱导缓解，作为 DMARDs
药物充分起效前的"桥梁"治疗。迄今已有多项 RCT 研究
表明，糖皮质激素可以抑制关节炎症反应，改善疾病活动
度。其中，有研究将甲泼尼龙联合 DMARDs（硫唑嘌呤、
甲氨蝶呤）与单用 DMARDs 治疗对比，前者治疗 6 个月后
的关节疼痛数，晨僵时间，步行时间等指标缓解情况明显
优于后者。关于糖皮质激素治疗剂量选择，根据 2009 年
EULAR 推荐意见，应避免泼尼松 10mg/d（或等效其他激
素）以上剂量长期使用。

　　1）*急重症 RA*：关节炎急性发作、或伴有心、肺、眼和
神经系统等器官受累的重症患者，可给予口服糖皮质激素
治疗，泼尼松用量为 0.5~1mg/（kg·d），其剂量依病情严重
程度而调整。调整激素用量时，应全面综合考虑激素应用
的风险和必要性。有研究证实，RA 治疗中激素剂量与不

良事件发生成正比，中、大剂量激素可加重 RA 患者骨质疏松病情。

在某些特殊情况下，例如类风湿关节炎合并重症血管炎，口服激素无效，需选择糖皮质激素冲击治疗。在冲击治疗的时应该严格评估患者的相关因素。甲泼尼龙冲击治疗剂量为 0.5~1g/d，疗程 3~5 天，疗程的间隔时间 5~30 天不等，根据病情调整治疗方案。

2) 早期活动性 RA：对于早期活动性 RA 的治疗，一些学者主张早期、大剂量和短期使用糖皮质激素。2005 年 Best 研究结果表明，早期活动性 RA 患者，采用大剂量激素 [泼尼松 1mg/(kg·d)] 初始治疗，7 周后减量至 7.5mg/d，可快速缓解 RA 患者的关节炎症，同时不会增加骨量丢失、骨折的风险，有利于早期 RA 的治疗。然而，另有研究指出，只有 10%~20% 的患者需要大剂量激素治疗。目前，大剂量激素在早期 RA 患者的应用仍存争议，需要进一步研究探讨。

3) 非早期 RA 的治疗：对于病程较长的非早期 RA 患者，如果患者仍处于病情活动期，可给予小剂量激素迅速控制关节炎症。多项研究证实，糖皮质激素无明显抑制骨破坏的作用，不宜长期应用于 RA 的治疗。2004 年一项研究随机对照比较了糖皮质激素静脉冲击与英夫利西单抗（抗肿瘤坏死因子单抗）对甲氨蝶呤无效的活动性非早期 RA 患者（平均病程为 10 年）的疗效，结果证明英夫利西单抗的效果优于糖皮质激素冲击治疗。

4) 局部用药：关节腔注射激素有利于减轻关节炎症状，改善关节功能。当 RA 患者有单关节或少关节炎复发时，可选用关节腔内注射激素治疗。如需关节腔内注射激素治疗类风湿关节炎，曲安奈德为首选药物，应确保注射位置的正确性（可在影像学引导下进行）。曲安奈德关节腔内注射治疗后，关节应制动休息 24 小时。关节腔内注射糖皮质激素一年内不宜超过 3 次，每次间隔不小于 3 个月。过多的关节腔穿刺除了并发感染外，还可发生类固醇晶体性关节炎。

【病例分析】

病例 1 中患者为早期 RA 表现，处于治疗的窗口期。

患者多关节肿痛,伴发热、白细胞减少等关节外损害,炎症指标明显升高,为病情活动表现。治疗上,给予甲泼尼龙 40mg 静滴,每天 1 次,5 天后改为泼尼松 10mg 口服,每天 1 次,联合甲氨蝶呤 10mg qw 及羟氯喹 200mg bid 治疗,患者症状好转出院。病例 2 中,患者处于 RA 晚期,多个关节的骨质破坏已然形成。但患者近期出现关节疼痛症状加重,伴晨僵,查体见多关节肿痛明显,炎症指标显著增高,所以患者仍然处于疾病的活动期,应积极控制关节炎症。该患者对于 NSAIDs 反应较差,可以改用泼尼松 10mg、每天 1 次,联用免疫抑制剂治疗。本案选择联用免疫抑制剂为甲氨蝶呤 10mg、每周 1 次及爱若华(来氟米特)20mg、每天 1 次治疗,并给予相应的保胃、补钙等辅助治疗。鉴于患者双膝关节合并骨关节炎,且炎症较重,给予曲安奈德 1ml+ 施沛特(玻璃酸钠)2ml 双膝关节腔内注射 1 次,最终患者症状好转出院。

【禁忌证】

(1)尽量避免使用糖皮质激素的情况:对糖皮质激素类药物过敏;严重精神病史;癫痫;活动性消化性溃疡;新近胃肠吻合术后;骨折;创伤修复期;单纯疱疹性角、结膜炎及溃疡性角膜炎、角膜溃疡;严重高血压;严重糖尿病;未能控制的感染(如水痘、真菌感染);活动性肺结核;较严重的骨质疏松;妊娠初期及产褥期;寻常型银屑病。

但是,若有必须用糖皮质激素类药物才能控制疾病,挽救患者生命时,如果合并上述情况,可在积极治疗原发疾病、严密监测上述病情变化的同时,慎重使用糖皮质激素类药物。

(2)慎重使用糖皮质激素的情况:库欣综合征、动脉粥样硬化、肠道疾病或慢性营养不良的患者及近期手术后的患者慎用。急性心力衰竭、糖尿病、有精神病倾向、青光眼、高脂蛋白血症、高血压、重症肌无力、严重骨质疏松、消化性溃疡病、妊娠及哺乳期妇女应慎用,感染性疾患必须与有效的抗生素合用,病毒性感染患者慎用;儿童也应慎用。

【糖皮质激素副作用及辅助治疗】

(1)**骨质疏松**:首先,RA 患者合并骨质疏松较为普遍,在疾病的早期即可发生。有研究指出,RA 患者骨质疏松发病率是正常人群的 2 倍。RA 引起的继发性骨质疏松可表现为近关节端或关节周围的骨质疏松,也可以表现为全身性骨质疏松。其中,关节周围的骨质疏松可能与关节炎病情活动,活动受限有关;全身性骨质疏松,则与营养不良及药物治疗(如糖皮质激素)等因素相关。此外,绝经后女性患者,雌激素水平下降可诱发或加重骨质疏松表现;老年女性患者,因活动量减少,也是骨质疏松的好发人群。RA 关节炎活动性与骨丢失的关系尚不明确,目前无相关研究证实抑制 RA 患者关节炎症可减轻全身性骨质疏松的发生。糖皮质激素的使用在 RA 患者骨质疏松发生中起重要作用,定义为糖皮质激素性骨质疏松(GIOP)。研究表明,即使是小剂量使用糖皮质激素也可以增加骨量流失,抑制新骨形成。每日服用泼尼松 10mg/d 的 RA 患者,第一年 BMD 下降可达 15%,随后每年下降约 3%。有研究报道,服用泼尼松(平均剂量为 8.6mg/d)的女性 RA 患者,5 年内骨折发生率为 34%。在使用糖皮质激素治疗过程中,无论激素剂量大小,均应给予补钙、补充维生素 D 等抗骨质疏松治疗。

(2)心血管系统损害:研究表明,约 20% 使用糖皮质激素的患者会出现高血压表现。糖皮质激素诱发高血压的危险因素取决于药物剂量。应用小剂量糖皮质激素诱发继发高血压的情况相对较少,在高龄患者中较为常见。有研究指出,由于糖皮质激素造成内分泌代谢紊乱,使用糖皮质激素治疗的 RA 患者,发生血管粥样硬化的风险比同龄对照人群增加 2~5 倍。在采用糖皮质激素治疗期间,应定期监测血压变化,必要时加用降压药物。

(3)糖代谢紊乱:RA 和 1 型糖尿病(T1DM)都是自身免疫性疾病。国内外众多研究证实二者具有显著相关性。另有研究表明,RA 患者代谢综合征的发生率明显升高,可能与疾病自身病理改变及糖皮质激素使用相关。小剂量糖皮质即可使诱发 RA 患者血糖升高。泼尼松剂量在 17.9mg/d 时,发生高血糖的 OR 值为 1.8,如果泼尼松剂量增加到 25mg/d,OR 值则增加到 7。因此,在激素治疗过程中应监测血糖,必要时加用降糖药物或胰岛素治疗。

（4）**其他**：使用糖皮质激素还会出现肌病、皮肤变薄、紫纹、满月脸胃肠道病变、感染等不良反应。

参考文献

1. Singh JA，Furst DE，Bharat A，et al.2012 update of the 2008 American College of Rheumatology Recommendations for the use of Disease-Modifying Antirheumatic Drugs and Biologic Agents in the treatment of Rheumatoid Arthritis.Arthritis Care Res（Hoboken），2012,64（5）:625-639.

2. 中华医学会风湿病学分会.类风湿关节炎诊治指南（草案）.中华风湿病学杂志,2003,7（4）:250-254.

3. Smolen JS，Landewe R，Breedveld FC，et al.EULAR recommendations for the management of rheumatoid arthritis with synthetic and biological disease-modifying antirheumatic drugs.Ann Rheum Dis，2010,69（6）:964-975.

4. 肖卫国.美国风湿病协会 2012 年类风湿关节炎治疗推荐意见解读.实用内科学,2003,33（1）:38-41.

4.3 炎性肌病

【病例】

患者男性,45 岁,因"皮疹 3^+ 个月,肌痛、肌无力 1 个月,吞咽困难 10 天"入院。3^+ 个月前,患者无明显诱因出现眼睑水肿,颈前、胸、背部红色皮疹,无瘙痒、脱屑、疼痛等,于当地医院就诊,诊断为"皮炎",治疗不详,治疗无明显缓解。1 个月前,患者无明显诱因出现四肢近端肌肉疼痛,伴肌无力,上举及下蹲不能,伴双手关节近端指间关节、掌指关节肿痛,未予治疗。10 天前,患者肌肉疼痛、肌无力症状加重,出现吞咽干性食物困难伴咽部异物感,无声嘶、饮水呛咳等,为进一步治疗收入院。入院查体:神志清楚、慢性病容,眶周见紫红色水肿斑,内眦红斑,颈部、胸前 V 区、背部散在红色充血性皮疹,压之褪色,不高出皮肤,无脱屑、溃烂等。双手近端指间关节、掌指关节、双肘关节伸面、臀部坐骨结节区见紫红色皮疹,伴脱屑,部分见破溃,痂壳覆盖。颈肌肌力 2 级,双上肢近端肌力 3 级,双下肢近端肌力 4 级,四肢远端肌力正常。入院后辅助检查示肌酶 1976IU/L;肌电图示肌源性损害;肌活检示肌纤维大小不一,细胞肿胀,横纹消失,可见肌细胞再生,肌内膜及血管周见炎症细胞浸润;ANA 1：100,ENA 谱(-),补体正常;胸部 HRCT 示双肺底见间质性病变。

【疾病概述】

特发性炎性肌病(idiopathic inflammatory myopathies,IIM)是以横纹肌非化脓性炎症为特征的一类结缔组织疾病,分为多发性肌炎(polymyositis,PM)、皮肌炎(dermatomyositis,DM),包涵体肌炎(inclusion body myositis,IBM)等(表 4-8)。临床上以 PM 和 DM 最常见。我国 PM/DM 发病率尚不清楚,国外报道约为 0.6/万 ~1/万,女性多于男性。成人和儿童均可发病。

【糖皮质激素适应证及给药方案】

PM/DM 是一组异质性疾病,临床表现多样,应该遵循个体化治疗。根据 2010 年中华风湿病学会诊疗指南,糖皮质激素仍然是治疗炎性肌病的首选用药。根据病情不同,给药方案包括以下几个方面:

(1)泼尼松治疗:PM/DM 的治疗可常规选择泼尼松(或剂量相当的其他糖皮质激素)每日口服治疗,剂量为 1mg/(kg·d)。治疗目标为皮疹及肌无力症状得到改善、血清肌酶水平、炎症指标(血沉、CRP 等)趋于正常,维持 4~8 周后,可考虑泼尼松缓慢减量(减量方案见本章概述),减至能够控制病情的最小剂量维持治疗。若减药过快或停药造成疾病复发,可重新使用糖皮质激素治疗,适度加大激素剂量,依然可取得良好疗效。

(2)冲击治疗:当伴有严重肌病的患者,或合并有吞咽肌、心肌受累以及进展性的肺间质纤维化时,在排除感染的情况下可采用甲泼尼龙冲击治疗,剂量为 500~1000mg/d,疗程为 3~5 天,后续治疗可改为泼尼松 1mg/(kg·d)口服治疗并同时加用免疫抑制剂。免疫抑制剂的选择包括甲氨蝶呤、硫唑嘌呤、环孢素、环磷酰胺等。

(3)合并肺间质纤维化的激素治疗:根据既往研究,PM/DM 患者合并肺间质病变(ILD)的发生率约为 8%~65%。ILD 病死率高,治疗效果差,是炎性肌病严重的

表 4-8 国际协作组织的分类诊断标准

类型	临床特点	肌酶	肌电图	辅助检查	病理	诊断
PM	发病年龄>18岁，肌无力：进展性，近端>远端，呈对称性	升高	肌源性	MRI异常 MSAs	确诊：非坏死肌纤维及其周围的CD8⁺T细胞浸润 拟诊：CD8⁺T细胞包绕在非坏死肌纤维周围，但未浸润到非坏死肌纤维内，肌纤维无MHC21阳性表达	确诊：具有所有临床特点，CK升高，EMG异常，与之相符的肌活检特点 拟诊：所有临床特点，CK升高，EMG异常或1项辅助检查（MRI或MSAs异常，与之相符的肌活检特点
DM	发病年龄：呈双峰—儿童和成人，肌无力：进展性的，近端>远端，对称性的 皮疹：披肩征，眶周水肿，Gottron	正常或增高	肌源性	MSAs	确诊：束周萎缩 拟诊：MAC沉积在小血管壁上，血管或束周炎性细胞浸润，无束周萎缩 无肌病性DM：正常 无皮疹的DM：束周萎缩，或MAC沉积在小血管壁上或束周炎性细胞浸润	确诊：所有临床特点，与之相符的肌活检表现 拟诊：所有临床特点，CK升高，EMG异常，辅助检查异常，与之相符的肌活检表现 无肌病性DM：所有临床特点但无肌无力，CK、EMG、辅助检查和肌活检正常 无皮疹的DM：所有临床特点但无皮疹，CK升高，EMG异常，与之相符的肌活检特点

续表

类型	临床特点	肌酶	肌电图	辅助检查	病理	诊断
IBM	发病年龄>30岁，肌无力:进展的，远端和近端，非对称性的	升高	肌源性		确诊:非环死肌纤维内有炎性细胞浸润,有胞质空泡和淀粉样物沉积 疑诊:非环死肌纤维内有炎性细胞浸润,无空泡或淀粉样物沉积	确诊:临床特点,CK升高,EMG异常,确诊活检表现 疑诊:临床特点,CK升高,EMG异常,疑诊活检表现
非特异性肌炎	发病年龄:老年,肌无力:近端,对称的,进展的	升高	肌源性		确诊:血管间隔,肌束周围炎性细胞浸润或散在的CD8⁺T淋巴细胞	确诊:所有临床特点,CK升高,与之相符的肌活检特点
免疫介导的坏死性肌病	发病年龄:成人,肌无力:进展的,对称性的,近端	升高	肌源性		确诊:大量环死性肌纤维,极少的炎性细胞浸润或无炎性细胞	确诊:所有临床特点,CK升高,EMG异常,与之相符的肌活检特点

并发症之一,也是该病预后不良的独立危险因素。根据患者的临床特点,可将 PM/DM 合并 ILD 分为 4 个亚型,即急性或亚急性肺间质肺炎型、缓慢进展型、缓慢进展型急性或亚急性加重、无症状型。对于缓慢进展型或无症状型患者,不必加大糖皮质激素用量,治疗方案同 PM/DM 常规治疗方案,根据肌肉损伤情况,调整泼尼松用量。对于急性或亚急性肺间质肺炎型及缓慢进展型急性或亚急性加重的患者,在排除感染的情况下应积极采用甲泼尼龙冲击疗法治疗,并联合免疫抑制剂(环磷酰胺、环孢素),酌情给予丙种球蛋白治疗。值得注意的是,有文献报道超过一半的 PM/DM 合并 ILD 的患者,糖皮质激素治疗无效。另有研究指出,糖皮质激素的治疗效果与肺间质病变的病理类型相关,治疗最好的类型为闭塞性细支气管炎伴机化性肺炎(BOOP)和非特异性间质性肺炎(NSIP),对于普通型间质性肺炎(UIP)基本无效。

(4)包涵体肌炎治疗:包涵体肌炎(IBM)是一种少见的特发性炎性肌肉疾病,好发于中老年人,男性多见;以隐袭起病,缓慢进行性肌无力和肌萎缩为主要临床特点。糖皮质激素与免疫抑制剂对 IBM 无明显疗效为区别于其他炎性肌病的特征之一。激素不仅不能降低空泡样肌纤维和淀粉样蛋白沉积,甚至可能加重肌细胞内淀粉样蛋白的蓄积和诱发类固醇肌病,但可使血清 CK 水平降低,使患者在短期内可以出现病情的稳定或改善。目前有研究应用阿仑单抗治疗 IBM,认为可逆转 IBM 的病程进展,但尚未有双盲及安慰剂对照研究。研究显示 IVIG 联用或不联用激素以及 β- 干扰素都对 IBM 治疗无效。激素治疗可使 IBM 患者血清 CK 水平下降,减轻肌组织内炎性细胞的浸润,但对肌细胞内淀粉样物的沉积无改善,也不能缓解患者肌无力的进展。考虑激素治疗的多种副作用,似乎对 IBM 患者使用激素治疗弊大于利。也有个案报道 Jo-1 抗体阳性的 IBM 患者激素治疗有效。IVIG 经随机、对照试验已证实对 IBM 治疗无效。其他免疫抑制剂如 CTX、AZA、MTX、CsA 及血浆置换、全身放疗等对 IBM 的治疗也同样被证明无效。目前有报道运用抗 T 细胞球蛋白和 Etanercept 治疗可改善患者症状。但也缺乏随机对照试验证实。

（5）外用激素：DM 患者皮损处可外用糖皮质激素联合口服羟氯喹治疗。

【病例分析】

患者患病过程中有皮疹，肌肉疼痛，肌无力，吞咽困难表现，查体见皮疹在眶周，内眦，颈前，胸背部分布，多个关节伸面见 Gottron 征，近端肌力明显降低，辅助检查示肌酶增高，肌电图、肌活检符合 DM 诊断。因此考虑患者为重症 DM，伴有吞咽肌受累。首选糖皮质激素治疗。采用静脉甲泼尼龙冲击疗法，给予静脉输注甲泼尼龙 500mg/d × 3 天，联合甲氨蝶呤、羟氯喹治疗，同时给予保胃、补钙及对症支持治疗。冲击治疗后，激素调整为甲泼尼龙 80mg/d × 7 天，患者症状明显改善，激素减量至口服泼尼松 60mg/d 后出院。

【禁忌证】

（1）尽量避免使用糖皮质激素的情况：对糖皮质激素类药物过敏；严重精神病史；癫痫；活动性消化性溃疡；新近胃肠吻合术后；骨折；创伤修复期；单纯疱疹性角、结膜炎及溃疡性角膜炎、角膜溃疡；严重高血压；严重糖尿病；未能控制的感染（如水痘、真菌感染）；活动性肺结核；较严重的骨质疏松；妊娠初期及产褥期；寻常型银屑病。

但是，若有必须用糖皮质激素类药物才能控制疾病，挽救患者生命时，如果合并上述情况，可在积极治疗原发疾病、严密监测上述病情变化的同时，慎重使用糖皮质激素类药物。

（2）慎重使用糖皮质激素的情况：库欣综合征、动脉粥样硬化、肠道疾病或慢性营养不良的患者及近期手术后的患者慎用。急性心力衰竭、糖尿病、有精神病倾向、青光眼、高脂蛋白血症、高血压、重症肌无力、严重骨质疏松、消化性溃疡病、妊娠及哺乳期妇女应慎用，感染性疾患必须与有效的抗生素合用，病毒性感染患者慎用；儿童也应慎用。

【注意事项】

（1）类固醇肌炎：是指使用皮质类固醇激素治疗中发生的肌无力和萎缩性肌病。目前该病病因尚不十分明确，可能与糖皮质激素可干扰骨骼肌蛋白质和能量代谢,抑制成肌细胞增殖和分化,破坏骨骼肌细胞相关。类固醇肌病可分为急性和慢性两种类型。急性类固醇肌病通常发生在大剂量静脉使用糖皮质激素后,临床表现可见骤然发生的肌无力和肌痛,累及全身,严重者可发生横纹肌溶解和呼吸肌受累,实验室检查可发现血清肌酸激酶等升高;慢性类固醇肌病相对多见,起病隐匿,主要表现为下肢近端肌群和骨盆带肌对称性的肌无力,还可累及肩胛带肌,血清肌酸激酶等多正常,而尿肌酸和尿肌酸与肌酐比等指标则明显升高,肌电图可见肌源性损害。肌肉病理学检查诊断类固醇肌病无特异性,急性类固醇肌病可见肌纤维弥漫性损害;而慢性类固醇肌病主要为Ⅱ型肌纤维选择性萎缩,不伴有肌细胞变性,再生及炎细胞浸润。

类固醇肌病的发病与糖皮质激素的类型、剂量、疗程和给药方式等均有关。氟化糖皮质激素(如地塞米松)较非氟化糖皮质激素(如泼尼松)更易诱发肌病。

类固醇肌病在糖皮质激素治疗炎性肌病过程中时有发生,其症状采用往往被本病的肌肉损害所掩盖。因此,在使用糖皮质激素治疗炎性肌病时,需密切观察症状、体征、肌酶谱变化。若发现患者治疗反应与常规进程不符时,需考虑类固醇肌病可能,及时处理。

(2)**糖皮质激素抵抗**:临床工作不难发现,部分PM/DM患者存在糖皮质激素抵抗现象,这种现象可能与糖皮质激素受体的变化相关。研究表明,细胞对糖皮质激素的反应性与GR含量有关。有研究发现DM/PM患者GRα、GRβmRNA表达水平的变化,导致GRα与GRβ比例失调,使组织细胞对激素的敏感性降低,因此导致PM/DM患者对糖皮质激素治疗反应不同。总的来说,对激素反应好的PM/DM患者,应选择糖皮质激素联合免疫抑制剂治疗;对激素抵抗的PM/DM患者,应选择免疫抑制剂、免疫调节剂、静脉输注丙种球蛋白等治疗方案。

(3)**激素应用副作用及处理**

1)骨质疏松:需要长期使用糖皮质激素治疗的患者,及时补充钙剂及维生素D,同时应注意补充抗骨质疏松的相关药物,如抑制破骨细胞的二磷酸盐、调整钙、磷代谢制剂。

2）消化道出血：糖皮质激素可诱发消化性溃疡，对有该类病史的患者应该慎重选用激素。在使用糖皮质激素过程中，应加用质子泵抑制剂和胃黏膜保护剂，并适当减少剂量和缩短疗程。糖皮质激素与非甾体抗炎药合用时，胃肠道风险加倍，应相对选用选择性 COX-2 抑制剂。

3）感染：长期使用激素可抑制机体免疫反应，应注意预防感染发生。

4）糖皮质激素能够引起内分泌代谢紊乱。在给予糖皮质激素治疗期间，应监测血压、血糖及血脂变化。一过性的血压增高在激素减量后可自行恢复，血压增高明显者，应及时加用降压药物。血糖及血脂增高也是糖皮质激素常见的副作用，炎性肌病合并既往有血糖升高患者应每日监测血糖，必要时给予胰岛素治疗。

（崔贝贝　尹　耕）

参考文献

1. Douglas WW, Tazelaar HD, Hartman TE, et al.Polymyositis. Dermatomyositis associated interstitial lung disease.Am J respir Crit Care Med,2001,164（7）:1182-1185.

2. Latres E,Amini AR,Amini AA,et al.Insulin-like growth factor-1（IGF-1）inversely regulates atrophy-induced genes via the phosphatidylinositol 3-kinase/Akt/mammalian target of rapamycin（PI3K/Akt/mTOR）pathway.J Biol Chem,2005,280（4）:2737-2744.

3. Limaye VS,Blumbergs PRoberts-Thomson PJ.Idiopathic inflammatory myopathies.Internal Medicine Journal,2009,39:179-190.

4. 中华医学会风湿病学分会.系统性红斑狼疮诊治指南（草案）.中华风湿病学杂志,2003,7（8）:508-513.

4.4　干燥综合征

【病例】

患者女性,58 岁,因"反复口干、眼干 4[+] 年,加重伴腮腺肿大 1 个月"。4[+] 年前,患者无明显诱因出现口干、眼干,伴畏光、双眼干涩,进食干物时需用水送服,于当地医院,给予中药治疗(具体不详),后口干症状有减轻,但眼干仍明显,不伴有脱发、口腔溃疡、关节痛、皮疹、光过敏等。1个月前,患者上述症状再次加重,并伴有双侧腮腺肿大,轻压痛,无发热、吞咽困难等。入院查体:神志清楚,对答切题,轻度贫血貌,双侧腮腺肿大,皮温不高,压痛明显。舌面干燥,口腔内见多枚龋齿。咽部无充血。心肺腹查体(-)。全身淋巴结未扪及。双下肢无水肿。入院后辅助检查示血常规:Hb89g/L↓,PLT 254×10⁹/L↑,WBC2.88×10⁹/L,尿常规正常,肝肾功:Alb 31g/L↓,BUN 7mmol/L,Cr 98μmol/L,余未见异常,血沉:45mm/h↑,免疫:RF28IU/ml↑,ANA 1:3200↑,抗 CCP 抗体(-),CRP 78mg/L↑,AKA(-),ENA 谱:抗 SSA 抗体(++),抗 SSB 抗体(+),余阴性,IgG、IgA、IgM 均显著升高,IgG₄正常。C3、C4 正常。血清蛋白电泳,免疫固定电泳未见异常。唇腺活检示大量淋巴细胞浸润。双眼 Schirmer(滤纸)试验(+),角膜染色(+),双眼各自的染点 >10 个;泪膜破碎时间(+)。唾液腺核素扫描提示腮腺、颌下腺分泌与排泄功能严重受损。

【疾病概述】

　　干燥综合征(Sjogren's syndrome,SS)是一种慢性炎症性自身免疫病。免疫性炎症反应主要发生在外分泌腺体的上皮细胞。临床除有唾液腺和泪腺受损功能下降而出现口干、眼干外,尚有其他外分泌腺及腺体外其他器官的受累而出现多系统损害的症状。本病女性多见,男女比为 1:9~1:20。发病年龄多在 40~50 岁。我国人群的患病率为 0.29%~0.77%。在老年人群中患病率为 3%~4%。也见于儿童。

【糖皮质激素适应证及给药方案】

　　(1)治疗原则:目前对 SS 尚无可以根治疾病的方法,治疗目的主要是缓解患者症状。阻止疾病的发展和延长患者的生存期。对 SS 的理想治疗不但是要缓解患者口、眼干燥的症状,更重要的是终止或抑制患者体内发生的异常免疫反应,保护患者脏器功能,并减少淋巴瘤的发生。SS 的治疗包括 3 个层次:①涎液和泪液的替代治疗以改善症状;②增强 SS 外分泌腺的残余功能,刺激涎液和泪液分泌;③系统用药改变 SS 的免疫病理过程,最终保护患者的外分泌腺体和脏器功能(表4-9)。

表4-9 干燥综合征治疗策略

		适应证及治疗方法
对症支持	口干燥症	戒烟、戒酒及避免服用引起口干的药物如阿托品等。保持口腔清洁。必要时使用副交感乙酰胆碱刺激剂(毛果芸香碱)
	干燥性角结膜炎	人工泪液
	肾小管酸中毒合并低钾血症	纠正低钾血症的麻痹发作可采用静脉补钾(氯化钾),待病情平稳后改枸橼酸钾或缓释钾片
	肌肉、关节疼痛	非甾类抗炎药以及羟氯喹,必要时使用小剂量激素(5~10mg/d)
改善腺体功能	毒蕈碱胆碱能受体激动剂(毛果芸香碱)、茴三硫、溴己新、盐酸氨溴索	
免疫抑制及免疫调节	对合并有神经系统、肾小球肾炎、肺间质性病变、肝脏损害、血细胞低下尤其是血小板低的、肌炎等应该给予糖皮质激素治疗,使用剂量与其他结缔组织病治疗用法相同。对于病情进展迅速者可合用免疫抑制剂(环磷酰胺、硫唑嘌呤)	

(2)**糖皮质激素适应证**:SS 患者合并有神经系统症状、肾小球肾炎、肺间质性病变、肝脏损害、血细胞减少尤其是血小板减低、肌炎、新发的肾小管酸中毒等。

(3)**糖皮质激素给药方案**:当存在上述情况时,可以加用糖皮质激素治疗。治疗剂量与其他结缔组织疾病治疗用法相同,根据病情调整。对于缓慢进展的、症状较轻的内脏损害,可采用每日口服激素疗法,口服泼尼松(或等效激素)0.5~1mg/(kg·d)。当疾病进展迅速、危及生命时,可酌情采用甲泼尼龙冲击治疗,500~1000mg/d,疗程3~5天,同时联合免疫抑制剂治疗。如无明确脏器受累,但检查提示炎症指标活动或高免疫球蛋白血症(免疫球蛋白水平升高至多少应给予治疗目前并无定论),可相应给予中小剂量糖皮质激素治疗:泼尼松 0.2~0.5mg/(kg·d),晨起顿服,根据活动性指标减量,同时给予免疫抑制剂治疗。

1)血细胞减少:SS 合并血细胞减少较为常见,SS 患者可出现一种或多种血细胞下降,白细胞、红细胞、血小板皆可累及。此时,糖皮质激素应该被作为一线治疗药物。文献表明,80%~90% 自身免疫性溶血性贫血患者经激素治疗可短期达到完全缓解。激素起始剂量为口服泼尼松 1~1.5mg/(kg·d),使用数周后减量至 20~30mg/d,之后缓慢减量至能够维持症状的最小剂量,并密切观察血常规变化。由于糖皮质激素治疗血细胞减少的长期缓解率较低,所以应同时联合免疫抑制剂治疗。可选用的免疫抑制剂包括环磷酰胺、硫唑嘌呤等。

2)肾小管酸中毒:肾小管酸中毒的患者主要是替代疗法,但是如果是新发病例,或者是肾脏病理显示为小管及其周围以炎性病变为主的,也可以考虑使用糖皮质激素治疗,口服泼尼松 0.5~1mg/(kg·d)。

【病例分析】

患者为中年女性,结合病史、查体及辅助检查,IgG4 正常,排除 IgG4 相关疾病,考虑诊断为干燥综合征。患者近期症状加重、白细胞减少、炎症指标及球蛋白显著升高,考虑病情活动,给予泼尼松 40mg/d,联用羟氯喹(200mg bid)及甲氨蝶呤(10mg,每周 1 次),同时给予人工泪眼、腮腺局部湿敷等对症支持治疗。

【禁忌证】

(1)尽量避免使用糖皮质激素的情况:对糖皮质激素类药物过敏;严重精神病史;癫痫;活动性消化性溃疡;新近胃肠吻合术后;骨折;创伤修复期;单纯疱疹性角、结膜炎及溃疡性角膜炎、角膜溃疡;严重高血压;严重糖尿病;未能控制的感染(如水痘、真菌感染);活动性肺结核;较严重的骨质疏松;妊娠初期及产褥期;寻常型银屑病。但是,若有必须用糖皮质激素类药物才能控制疾病,挽救患者生命时,如果合并上述情况,可在积极治疗原发疾病、严密监测上述病情变化的同时,慎重使用糖皮质激素类药物。

(2)慎重使用糖皮质激素的情况:库欣综合征、动脉粥样硬化、肠道疾病或慢性营养不良的患者及近期手术后的患者慎用。急性心力衰竭、糖尿病、有精神病倾向、青光眼、高脂蛋白血症、高血压、重症肌无力、严重骨质疏松、消化性溃疡病、妊娠及哺乳期妇女应慎用,感染性疾患必须与有效的抗生素合用,病毒性感染患者慎用;儿童也应慎用。

【注意事项】

(1) **淋巴瘤发生**:SS 的病理特征为淋巴细胞浸润腺上皮和血管壁组织,约有 50% 的患者内脏中存在淋巴细胞浸润,5%~10% 的患者有外周淋巴结的肿大,5 年内少数患者会形成淋巴瘤,SS 患者发生淋巴瘤的概率是正常人的 44 倍。其中,淋巴瘤的组织发生部位多样,粒细胞减少,冷球蛋白血症,淋巴结病,脾大,低补体血症的患者易出现非霍奇金淋巴瘤。因此,在治疗 SS 的过程中,应密切观察病情变化,警惕淋巴瘤的发生。SS 患者当出现腮腺表浅或纵隔肺淋巴结、脾脏的持续肿大,手足新出现雷诺征,新出现咳嗽、气促、肺部肿块,血清出现单克隆球蛋白,巨球蛋白血症、β_2- 微球蛋白升高而自身抗体、类风湿因子 IgM 转阴时,需排除继发性淋巴瘤的可能。

(2) **预防激素副作用**:①骨质疏松:需要长期使用糖皮质激素治疗的患者,及时补充钙剂及维生素 D,同时应注意补充抗骨质疏松的相关药物,如抑制破骨细胞的二磷酸盐、调整钙、磷代谢制。②消化道出血:糖皮质激素可诱发消化性溃疡,对有该类病史的患者应该慎重选用激素。在使用糖皮质激素过程中,应加用质子泵抑制剂和胃黏膜保护剂,并适当减少剂量和缩短疗程。糖皮质激素与非甾体抗炎药合用时,胃肠道风险加倍,应相对选用选择性 COX-2 抑制剂。③感染:长期使用激素可抑制机体免疫反应,应注意预防感染发生。干燥综合征患者应注意口腔护理,勤漱口,防止激素引起的口腔感染发生。

(崔贝贝)

参考文献

1. Garcia-Carrasco M, Ramos-Casals M, Rosas J, et al. Primary Sjogren's syndrome: clinical and immunologic disease patterns in acohort of 400 patients. Medicine (Baltimore), 2002, 81: 270-280.

2. Taouli B, Brauner MW, Mourey I, et al. Thin-section chest CT findings of primary Sjogren's syndrome: correlation with pulmonary function. Eur Radiol, 2002, 12: 1504-1511.

3. Raphaele Seror, Philippe Ravaud, et al. Simon Bowman3, EULAR Sjogren's syndrome disease activity index: development of a consensus systemic disease activity index for primary Sjogren's syndrome. Ann Rheum Dis, 2010, 69(6): 1103-1109.

4. 中华医学会风湿病学分会. 干燥综合征诊断及治疗指南. 中华风湿病学杂志, 2010, 14(11): 766-768.

4.5 系统性血管炎

系统性血管炎是一组以血管非感染性炎症及坏死性损伤为病理基础的结缔组织疾病。血管炎根据病因可分为,原发性血管炎和继发性血管炎。根据疾病受累血管的类型、大小、部位及病理特点,可分为大血管炎、中血管炎、小血管炎、变异性血管炎、单器官血管炎等,详见表4-10。

表4-10 2012 年 Chapel Hill 系统性血管炎分类标准

(1) 大血管炎(LVV):大动脉炎(TAK)和巨细胞动脉炎(GCA)

(2) 中血管炎(MVV):结节性多动脉炎(PAN)和川崎病(KD)

(3) 小血管炎(SVV):① ANCA 相关性血管炎(AAV):显微镜下多血管炎(MPA)、肉芽肿性多血管炎(韦格纳肉芽肿,GPA)和嗜酸性肉芽肿性多血管炎(Churg-Strauss 综合征,EGPA)。②免疫复合物性小血管炎:抗肾小球基底膜病、冷球蛋白性血管炎、IgA 性血管炎(过敏性紫癜,IgAV)和低补体血症性荨麻疹性血管炎(抗 C1q 性血管炎,HUV)

(4) 变异性血管炎(VVV):白塞病(BD)和科根综合征(CS)

(5) 单器官性血管炎(SOV):皮肤白细胞破碎性血管炎、皮肤动脉炎、原发性中枢神经系统性血管炎及孤立性主动脉炎

(6) 与系统性疾病相关的血管炎:狼疮性血管炎、类风湿性血管炎和结节病性血管炎

(7) 与可能的病因相关的血管炎:丙肝病毒相关性冷球蛋白血症性血管炎、乙肝病毒相关性血管炎、梅毒相关性主动脉炎、血清病相关性免疫复合物性血管炎、药物相关性免疫复合物性血管炎、药物相关性 ANCA 相关性血管炎和肿瘤相关性血管炎

4.5.1　大动脉炎

【病例】

患者女性,33 岁。因"发热 6 个月,反复晕厥 1⁺ 个月"入院。6 个月,患者无明显诱因出现发热,体温最高达38.6℃,伴食欲缺乏、乏力,无咳嗽、咳痰和盗汗。于当地医院输注"消炎药"治疗,症状反复发作。1⁺ 个月前,患者无明显诱因出现晕厥,表现为意识丧失,双目向上凝视,口吐白沫,四肢强直,每日晕厥 4~5 次,伴头晕、头痛,为求进一步治疗入院。发病以来,有脱发,无皮疹、光过敏、口腔溃疡和关节肿痛,体重无明显变化。既往史、个人史及家族史无特殊。入院体格检查:神志清楚,对答切题,贫血貌,右侧肘部触及 1 枚约 1.5cm×1.5cm 淋巴结,活动性好。双侧锁骨上可闻及收缩期血管杂音。心尖区及三尖瓣听诊区可闻及Ⅱ/6 级收缩期杂音。腹平软,无压痛,肝脾肋下未触及。神经系统查体:双眼瞳孔等大等圆,3mm,对光反射灵敏,颈软,病理征(−),腱反射对称引出,肌力、肌张力正常,轮替试验、闭目难立征(−)。入院后查血常规:WBC $12.89×10^9$/L,N 80%,Hb82g/L,PLT$392×10^9$/L;尿常规及大便常规正常;ESR 123mm/h,CRP138mg/L;免疫球蛋白和补体正常;ANA、抗 ENA、抗中性粒细胞胞质抗体(ANCA)及自身抗体阴性;血培养阴性。腹部 B 超:肝大,实质回声欠均,脾大;心电图正常;超声心动图示:轻度肺动脉高压(45mmHg);肺 HRCT 示肺动脉增宽。血管彩超示双侧颈动脉壁不均匀明显增厚,左侧颈总动脉闭塞。腹部及头颈部 CTA 示主动脉、肠系膜上动脉及左侧锁骨下动脉管壁增厚,伴主(胸)动脉多发不规则扩张。

【疾病概述】

大动脉炎(takayasu arteritis,TA)是指主动脉及其主要分支的慢性进行性非特异性炎性疾病。病变多见于主动脉弓及其分支,其次为降主动脉、腹主动脉和肾动脉。主动脉的二级分支,如肺动脉、链状动脉也可受累。受累的血管可为全层动脉炎。早期血管壁为淋巴细胞、浆细胞浸润,偶见多形核中性粒细胞及多核巨细胞。由于血管内膜增厚,导致管腔狭窄或闭塞,少数患者因炎症破坏动脉壁中层，弹力纤维及平滑肌纤维坏死，而致动脉扩张、假性动脉瘤或夹层动脉瘤。本病多发于年轻女性，30岁以前发病约占90%。40岁以后较少发病，国外资料患病率2.6/100万。病因迄今尚不明确，可能与感染引起的免疫损伤等因素有关。

【糖皮质激素适应证及给药方案】

（1）治疗原则：大约20%的TA为自限性，在发现时疾病已稳定，这类患者如无并发症可随访观察。对发病早期有感染因素存在的患者，应及时控制感染，对防止病情发展有一定意义。对高度怀疑有结核感染的患者，应给予抗结核治疗。治疗TA常用药物包括糖皮质激素及免疫抑制剂。

（2）糖皮质激素适应证：根据2011年中华风湿病学分会发布的TA治疗指南推荐，激素仍然是活动期的TA患者主要治疗药物，及时使用可改善病情，缓解症状。

（3）糖皮质激素给药方案：一般口服泼尼松每日1mg/kg，维持3~4周后逐渐减量。每10~15天减总量的5%~10%。通常以ESR和CRP下降趋于正常为减量的指标。剂量减至每日5~10mg时期维持治疗一段时间。活动性重症者可试用大剂量甲泼尼龙静脉冲击联合使用免疫抑制治疗。尽早控制疾病活动是改善患者预后的关键。常用的免疫抑制剂包括环磷酰胺、甲氨蝶呤和硫唑嘌呤等。若激素联合上述免疫抑制剂治疗无效或患者不能耐受，可以选用环孢素。

【病例分析】

结合患者病史，体征及辅助检查，考虑患者大动脉炎可能。患者有反复晕厥病史，炎症指标显著升高，影像学示受累血管分布广泛，遂首选甲泼尼龙静脉冲击治疗，即甲泼尼龙500mg/d、3天，随后调整为甲泼尼龙200mg/d，1周后减量至甲泼尼龙80mg/d，出院时激素调整为泼尼松60mg口服、每天1次。同时联用拜阿司匹林100mg、每天1次，环磷酰胺1.0g静脉输注（患者体重50kg），每月1次，羟氯喹200mg bid。经过治疗后，患者体温正常，炎症指标正常，晕厥症状好转出院。

4.5.2　巨细胞动脉炎

【病例】

女性,71 岁,因"反复头痛 1$^+$ 个月,腹痛 20$^+$ 天"就诊。1$^+$ 个月前患者无明显诱因出现头痛,左侧颞部为主,无恶心、呕吐、头晕等,自服阿莫西林后上述症状稍有缓解,反复发作。20$^+$ 天前,患者无明显诱因出现腹痛,为持续性钝痛,伴腹泻,每天 3~4 次,黄色稀便,伴食欲缺乏、恶心,无畏寒、便血、黑便、腹围增大等。既往史:1$^+$ 年前,因肩背部疼痛于当地医院诊断为风湿性多肌痛。入院后查体:生命体征平稳,血氧饱和度:98%。鼻窦区、颞动脉无压痛。全身浅表淋巴结未触及肿大。双肺呼吸音清。心律齐,左胸骨缘有 2/6 级全收缩期杂音,不向四周传导。脉搏无明显异常。肠鸣音听诊正常。腹部触诊全腹压痛明显,无反跳痛,无腹围增大。肝界正常,脾肋下未触及。辅助检查示大便隐血阴性。血常规、肝肾功、小便常规未见异常。ESR112mm/h。CRP180mg/L,腹部 CT 检查结果:肠系膜上动脉至左髂总动脉近端的主动脉血管内膜增厚。肝脾未见异常。小肠未见扩张,无膈下游离气体,无腹水,肠壁未见增厚。胸部 CT 未见异常。颞动脉活检结果显示:炎性细胞浸润至血管中层,包括多形核白细胞、淋巴细胞、巨噬细胞、嗜酸性粒细胞,并伴有内膜弹性层分解。颞动脉活检可确诊为巨细胞性动脉炎。

【疾病概述】

巨细胞动脉炎(giant cell arteritis,GCA)是一种原因不明的系统性血管炎,主要累及主动脉弓起始部的动脉分支(如椎动脉、颈内动脉、颈外动脉、锁骨下动脉),亦可累及主动脉的远端动脉及中小动脉(如颞动脉、颅内动脉、眼动脉等),故属大动脉炎范畴。由于早年发现的病例几乎均为颞动脉受累,表现为颞部头痛,头皮及颞动脉触痛及间歇性下颌运动障碍,因而 GCA 又称为颞动脉炎(temporal arteritis)。GCA 患者中约有 40%~60% 同时患有风湿性多肌痛(PMR),并有 20%~40% 的患者以 PMR 为首发症状。

GCA 的炎症以血管中膜弹力层与内膜连接处最为

明显,有大量单个核细胞浸润,可见多核巨细胞,伴肉芽肿形成,故有人称其为肉芽肿性动脉炎(granulomatous arteritis)。由于内膜增生血管壁增厚、管腔变窄和阻塞,造成组织缺血。血管病变常呈节段性、多灶性或广泛性损害。

【糖皮质激素适应证及给药方案】

为防止失明,一旦疑有巨细胞动脉炎,即应给予足量糖皮质激素并联合免疫抑制剂(如环磷酰胺)治疗,并尽可能弄清受累血管的部位、范围及程度等,依据病情轻重和治疗反应的个体差异,个体化调整药物种类、剂型、剂量和疗程。

(1)诱导期治疗:首选泼尼松 1mg/(kg·d),多数患者予以泼尼松 60mg/d,顿服或分次口服。症状可在治疗2~4 周后缓解。必要时可使用甲泼尼龙冲击治疗。免疫抑制剂一般首选环磷酰胺(CYC)。根据病情可采用 CYC 800~1000mg,静脉滴注,3~4 周 1 次;或 CYC 200mg,静脉注射,隔日 1 次;或 CYC 100~150mg,口服,每日 1 次。疗程和剂量依据病情反应而定。其他可选用的免疫抑制剂包括甲氨蝶呤、硫唑嘌呤等。使用免疫抑制剂期间应注意定期查血常规、尿常规和肝肾功能。避免不良反应。

(2)维持治疗:经上述治疗 4~6 周,病情得到基本控制,血沉接近正常时,可考虑激素减量维持治疗。通常每周减 5~10mg,至 20mg/d 改为每周减 1mg,减到 10mg/d 之后减量更慢,一般维持量为 5~10mg/d。减量维持是一个重要的治疗步骤,减量过快可使病情复发,减量过慢有糖皮质激素不良反应。关于免疫抑制剂的减撤亦应依据病情,病情稳定后 1~2 年(或更长时间)可停药观察。血沉虽可作为病情活动的指标,但有时并不可靠,仍须结合临床综合判断。

【病例分析】

本案患者结合病史、查体、辅助检查、病理结果,考虑诊断为巨细胞性动脉炎。因病情活动,排除肠道感染后,给予甲泼尼龙 500mg/d 静脉输注,疗程 3 天。后改为甲泼尼龙 80mg/d 维持治疗,出院时调整为泼尼松 60mg/d 治疗。2 个月后,患者门诊随访,激素减量至 40mg/d,头痛症状好转,炎症指标趋于正常。

4.5.3 结节性多动脉炎

【病例】

患者男,53岁,因"头痛2周,加重伴复视、左上腹痛10天"入院。2周前,患者无明显诱因出现右颞侧头痛,伴发热,体温不详,无畏寒、寒战等。于当地医院就诊,对症止痛治疗后,患者症状稍有好转后反复发作。10天前,患者无明显诱因出现复视,伴双下肢肌肉痛,乏力,行走困难,双手背及右足背散在红色皮疹,轻压痛。于当地医院考虑"病毒性脑炎",予抗病毒、脱水等治疗,患者症状改善仍不明显,并出现持续性左上腹痛,伴呕吐胃内容物,无咖啡样物,为求进一步治疗入院。入院查体:神志清楚,对答切题,双侧额纹对称,右侧鼻唇沟变浅,心肺查体无特殊,左上腹压痛阳性,无反跳痛,未触及可疑包块,双下肢肌肉压痛,四肢肌张力正常,左侧肢体V级,右侧肢体肌力Ⅳ级,无脑膜刺激征。双手背及上臂、右足背见散在数个蚕豆至鸽蛋大小红色或暗红色结节,边界清,有压痛,右上臂内侧见8cm×10cm的网状青斑。入院后辅助检查:血常规:白细胞$23×10^9$/L,中性粒细胞0.75,血红蛋白137g/L,嗜酸性粒细胞比值0.13。肝肾功能正常,尿常规:红细胞50/HP。大便潜血弱阳性。肌酶1092U/L,ESR 62mm/h。CRP147mg/L,类风湿因子(RF)22IU/ml,ANA、ENA谱、ANCA(−)。胸部X线片示主动脉弓水平片状增density;腹部X线片未见结石、肠梗阻及膈下游离气体;心脏及颈动脉彩色多普勒超声均未见异常。脑CT示右侧颞叶缺血性脑梗死(病灶内少量渗液)及双侧基底节区腔隙性脑梗死。脑磁共振成像(MRI)考虑右侧颞叶脑出血(亚急性期)。脑电波检查报告轻度异常脑电图。四肢肌电图示左侧上、下肢周围神经源性损害,运动及感觉纤维均累及,轴索变性为主。病理检查:取右手背皮肤活检示真皮中下部及皮下组织的中、小肌性动脉呈坏死性炎症改变,伴血栓形成,血管周围及间质中伴多量中性粒细胞及嗜酸性粒细胞浸润。

【疾病概述】

结节性多动脉炎(polyarteritis nodosa,PAN)是一种以中小动脉的节段性炎症与坏死为特征的非肉芽肿性血管炎。主要侵犯中小肌性动脉，呈节段性分布，易发生于动脉分叉处，并向远端扩散。病因不明，可能与感染（病毒、细菌）、药物及注射血清等有一定关系，尤其是乙型肝炎病毒（HBV）感染，免疫病理机制在疾病中起重要作用。组织学改变以血管中层病变最明显，急性期为多形核白细胞渗出到血管壁中层和血管周围区域，组织水肿。病变向外膜和内膜蔓延而致管壁全层坏死，其后有单核细胞及淋巴细胞渗出。亚急性和慢性过程为血管内膜增生，血管壁退行性改变伴纤维蛋白渗出和纤维素样坏死，管腔内血栓形成，重者可使血管腔闭塞。

该病在美国的发病率为 1.8/10 万，我国尚无详细记载。男性发病为女性的 2.5~4.0 倍，年龄几乎均在 40 岁以上。起病可急骤或隐匿。

应根据病情决定治疗方案。目前该病治疗的主要用药是糖皮质激素联合免疫抑制剂。

【糖皮质激素适应证及给药方案】

糖皮质激素是治疗本病的首选药物。一般口服泼尼松 1mg/(kg·d)，3~4 周后逐渐减量，减量方法依患者病情而异，可每 10~15 天减总量的 5%~10%，伴随剂量递减，减量速度越加缓慢，至每日或隔日口服 5~10mg 时，长期维持一段时间（一般不短于 1 年）。病情严重如肾损害较重者，可静脉输注甲泼尼龙 0.5~1.0g/d，疗程 3~5 天，后续治疗改用泼尼松口服。

【免疫抑制剂】

PAN 治疗通常首选环磷酰胺与糖皮质激素联合。环磷酰胺剂量为 2~3mg/(kg·d) 口服，也可用隔日 200mg 静脉滴注或按 $0.5 \times 1.0g/m^2$ 体表面积静脉冲击治疗，每 3~4 周 1 次，连用 6~8 个月，根据病情。以后每 2~3 个月 1 次至病情稳定 1~2 年后停药。用药期间注意药物不良反应，定期检查血、尿常规和肝、肾功能。也可应用硫唑嘌呤、甲氨蝶呤、苯丁酸氮芥、环孢素、吗替麦考酚酯、来氟米特等。

【病例分析】

结合病史、查体及辅助检查结果，患者符合结节性多动脉炎诊断。治疗上，给予甲泼尼龙冲击治疗方案，即甲泼尼龙 500mg/d 静脉输注，疗程 3 天，同时给予保胃、补钙、止痛等对症支持治疗。冲击治疗后给予甲泼尼龙80mg/d维持治疗。出院时,激素调整为泼尼松60mg/d口服治疗,联合口服环磷酰胺50mg、每天1次,门诊随访,规律减量。

4.5.4 肉芽肿性多血管炎

【病例】

患者女性,58岁,因"流涕、双耳流脓、咳痰近2⁺个月,加重10天"入院。2⁺前,患者无明显诱因出现流涕,伴发热,体温最高37.8℃,头痛、双侧耳鸣及双下肢无力,于当地医院抗感染治疗后,症状反复发作。10天前,患者上述症状再次出现,伴咳嗽,咳黄脓痰,为求进一步治疗入院。入院查体:体温36.3℃,血压140/75mmHg,指氧95%,呼吸20次/分,心率82次/分,全身未见皮疹及出血点,双耳粗测听力下降,外耳道无脓性分泌物。鼻腔通畅,鼻窦区无压痛,鼻梁未见塌陷。双肺呼吸音清,未及明显干湿啰音。心腹未见异常。入院后完善检查,血、尿、便常规、肝肾功能大致正常,痰涂片(-),C-反应蛋白(CRP)21.2mg/L,红细胞沉降率(ESR)85mm/h,C-ANCA(+)1:10,PR3-ANCA155RU/ml。鼻窦CT:左侧蝶窦内高密度灶,右侧上颌窦黏膜增厚。胸部CT平扫:右肺下叶多发薄壁空洞样病变,部分融合。右下肺少许斑状索条影,左肺下叶淡片影,纵隔多发小淋巴结伴钙化,双侧胸膜增厚。

【疾病概述】

肉芽肿性多血管炎,又名韦格纳肉芽肿(WG),是一种坏死性肉芽肿性血管炎,目前病因不明。病变累及小动脉、静脉及毛细血管,偶尔累及大动脉,其病理以血管壁的炎症为特征,主要侵犯上、下呼吸道和肾脏,通常从鼻黏膜和肺组织的局灶性肉芽肿性炎症开始,逐渐进展为血管的弥漫性坏死性肉芽肿性炎症。

临床常表现为鼻及鼻窦炎、肺病变和进行性肾功能衰竭。还可累及关节、眼、耳、皮肤,亦可侵及心脏、神经系统等。无肾脏受累者被称为局限性WG。

该病男性略多于女性,发病年龄在5~91岁,40~50岁是本病的高发年龄。国外资料该病发病率3/10万~6/10万，我国发病情况尚无统计资料。

【治疗原则】

治疗可分为3期，即诱导缓解、维持缓解以及控制复发。循证医学显示糖皮质激素加环磷酰胺联合治疗有显著疗效，特别是肾脏受累以及具有严重呼吸系统疾病的患者，应作为首选治疗方案。

【糖皮质激素用法】

活动期用泼尼松 1.0~1.5mg/（kg·d），用4~6周病情缓解后逐渐减量并以小剂量维持。对严重病例如中枢神经系统血管炎、呼吸道病变伴低氧血症如肺泡出血、进行性肾功能衰竭，可采用冲击疗法：甲泼尼龙 0.5~1.0g/d，连用3天，第4天改口服泼尼松 1.0~1.5mg/（kg·d），然后根据病情逐渐减量。

【病例分析】

根据患者病史、体征及辅助检查，考虑诊断肉芽肿性多血管炎。给予静脉输注甲泼尼龙40mg每日1次，14天后改为口服甲泼尼龙片40mg每日1次，1个月后规律减量，联合环磷酰胺冲击及雷公藤多苷20mg每日3次治疗。门诊随访见，患者症状好转，体温正常，皮疹消失，激素调整为美卓乐8mg每日1次，口服维持治疗。

4.5.5 变应性嗜酸性肉芽肿性血管炎

变应性嗜酸性肉芽肿性血管炎又称 Churg-Strauss 综合征。该病为一种主要累及小血管的系统性、过敏性肉芽肿性血管炎。以肺部血管受累最为常见。临床主要表现为哮喘、变应性鼻炎、全身血管炎、外周血嗜酸性粒细胞显著增加为特点。该病发病年龄以 20~40 岁为高峰，男性多于女性。本病的病因尚不十分清楚，故其发病机制也仅为一些学说。如有学者认为可能与遗传素质、家族史、寄生虫、乙型肝炎病毒及自身免疫等因素有关。故其发病机制亦仅为病原体直攻击学、针对血管成分的免疫学说和间接免疫反应学说等。

研究表明，大剂量糖皮质激素作为首选治疗，联合环磷酰胺应用可以明显改善疾病预后。对重症患者可采用甲泼尼龙冲击治疗,甲泼尼龙剂量为 0.5~1g/d,连用 3~5 天后改为泼尼松 40~60mg/d 口服 4~8 周后,酌减其量,维持治疗一般维持 1~2 年。若单纯激素治疗效果不佳可联合环磷酰胺或硫唑嘌呤。

4.5.6　显微镜下多血管炎

显微镜下多血管炎(microscopic polyangiitis,MPA)是一种主要累及小血管的系统性坏死性血管炎。可侵犯肾脏、皮肤和肺等脏器的小动脉、微动脉、毛细血管和微小静脉。常表现为坏死性肾小球肾炎和肺毛细血管炎。因其主要累及包括静脉在内的小血管,故现多称为 MPA。本病男性多见。男女比约 2∶1,多在 50~60 岁发病,国外发病率为 1~3/10 万人,我国的发病率尚不清楚。

糖皮质激素作为首选治疗,其起始用量为泼尼松(或其他等效激素)1~1.5mg/(kg·d),症状控制后逐渐减量,维持治疗激素用量为 10~20mg/d,需根据病情维持 2 年或更长时间。对于重症患者和肾功能进行性恶化的患者,可采用甲泼尼龙冲击治疗,甲泼尼龙剂量为 0.5~1g/d,连用 3~5 天后改为泼尼松口服治疗。

暴发性 MPA 治疗:MPA 可呈急进性进展,短期内出现肺 - 肾功能衰竭,常有肺泡大量出血和肾功能急骤恶化。若出现暴发性 MPA,可予以甲泼尼龙和环磷酰胺联合冲击治疗,以及支持对症治疗的同时采用血浆置换疗法。

【禁忌证】

(1) 尽量避免使用糖皮质激素的情况:对糖皮质激素类药物过敏;严重精神病史;癫痫;活动性消化性溃疡;新近胃肠吻合术后;骨折;创伤修复期;单纯疱疹性角、结膜炎及溃疡性角膜炎、角膜溃疡;严重高血压;严重糖尿病;未能控制的感染(如水痘、真菌感染);活动性肺结核;较严重的骨质疏松;妊娠初期及产褥期;寻常型银屑病。

但是,若有必须用糖皮质激素类药物才能控制疾病,挽救患者生命时,如果合并上述情况,可在积极治疗原发疾病、严密监测上述病情变化的同时,慎重使用糖皮质激素类药物。

（2）慎重使用糖皮质激素的情况：库欣综合征、动脉粥样硬化、肠道疾病或慢性营养不良的患者及近期手术后的患者慎用。急性心力衰竭、糖尿病、有精神病倾向、青光眼、高脂蛋白血症、高血压、重症肌无力、严重骨质疏松、消化性溃疡病、妊娠及哺乳期妇女应慎用，感染性疾患必须与有效的抗生素合用，病毒性感染患者慎用；儿童也应慎用。

【注意事项】

（1）多数患者在停用糖皮质激素或免疫抑制剂后可能复发。根据病情轻重，可按初治方案再次用药。如果是在初次治疗期间出现较温和的复发，可暂时增加泼尼松剂量控制病情。

（2）激素副作用及预防措施　①骨质疏松：需要长期使用糖皮质激素治疗的患者，及时补充钙剂及维生素 D，同时应注意补充抗骨质疏松的相关药物，如抑制破骨细胞的二磷酸盐、调整钙、磷代谢剂。②消化道出血：糖皮质激素可诱发消化性溃疡，因此在应用时应常规加用保胃治疗。对有该类病史的患者应该慎重选用激素。在使用糖皮质激素过程中，应加用质子泵抑制剂和胃黏膜保护剂，并适当减少剂量和缩短疗程。糖皮质激素与非甾体抗炎药合用时，胃肠道风险加倍，应相对选用选择性 COX-2 抑制剂。

（3）ANCA 相关小血管炎的中老年患者，合并肺基础病变是患者死亡的独立危险因素。因此，对于有上述情况的老年患者，糖皮质激素的选择应更加审慎，应避免大剂量、长期使用，用药过程中，应监测免疫水平变化，预防糖皮质激素造成严重感染等合并症（表 4-11）。

表 4-11　EULAR 对原发性中小血管炎的 15 条诊治建议

1. 我们建议多学科交叉合作治疗原发性中小血管炎患者（3 级证据，D 级推荐）

2. 我们建议对提示有血管炎症状的患者，应行 ANCA 检测（间接免疫荧光法和 ELISA）（1A 级证据，A 级推荐）。ANCA 阴性不能排除血管炎诊断。病情较轻的血管炎损伤，尤其是单纯上下呼吸道肉芽肿性炎，ANCA 可能为阴性

3. 活检阳性高度提示血管炎,我们建议对疑似血管炎的患者应行有助于诊断的检查并进一步评价(3级证据,C级推荐)。85% 以上的韦格纳肉芽肿和活动性肾脏疾病患者的肾活检有肾节段性梗死,其中又有90%以上存在毛细血管外增生。最佳活检部位需个体化评估

4. 我们建议对来就诊的每位血管炎患者应行临床评估、尿液分析和其他基本的实验室检查(3级证据,C级推荐)。尿液分析有助于鉴定泌尿系感染、肾损害复发和环磷酰胺导致的出血性膀胱炎。定期(1~3个月)检查炎性指标和肾功能监测病情和疗效。定期检查血象和肝功能可药物毒性反应。使用糖皮质激素者需定期检测血糖

5. 我们建议应根据病情的严重程度对 ANCA 相关性血管炎患者进行分类,以决定治疗方案(2B级证据,B级推荐)。如早期的 ANCA 相关性系统性血管炎可使用甲氨蝶呤,而若进展到器官受损或有生命危险需使用环磷酰胺

6. 我们建议对原发性中小血管炎患者联合用环磷酰胺(静脉或口服)和糖皮质激素进行诱导缓解治疗(韦格纳肉芽肿和显微镜下多动脉炎 1A 级证据,A 级推荐;结节性多动脉炎和变应性肉芽肿性血管炎 1B 级证据,A 级推荐)。环磷酰胺冲击治疗比持续口服更有利于诱导缓解,副作用较低,但复发风险高。这两种疗法均应根据肾功能和年龄进行剂量调整,鼓励患者在静脉冲击当天大量饮水后静脉补液以稀释尿液中的代谢物。使用环磷酰胺的患者应预防肺孢子虫感染,无禁忌证的患者可预防性应用复方新诺明(隔日 960mg 或每日 480mg),有禁忌证或副作用者用喷他脒

7. 我们建议对无危及生命或器官的 ANCA 相关性血管炎患者,可联合用毒性较小的甲氨蝶呤(口服或其他途径)和糖皮质激素替代环磷酰胺作为诱导缓解治疗(1B级证据,B级推荐)。甲氨蝶呤起始剂量为每周 15mg,如可耐受,在 1~2 个月内逐步增加到每周 20~25mg,依标准化方案监测甲氨蝶呤浓度

8. 我们建议大剂量糖皮质激素可作为诱导缓解治疗的重要组成部分(3级证据,C级推荐)。泼尼松起始剂量为 1mg/(kg·d),维持 1 个月,并在头三个月减量到 <15mg/d,缓解期应逐渐减到 10mg/d 或更低。也可应用甲泼尼龙冲击以有诱导缓解

9. 我们建议对快速进展性严重肾病患者,为提高肾存活率,可行血浆置换治疗(1B级证据,A级推荐)

10. 我们建议小剂量激素联合硫唑嘌呤或来氟米特或甲氨

蝶呤作为维持缓解治疗（硫唑嘌呤 1B 级证据，A 类推荐；来氟米特 1B 级证据，B 级推荐；甲氨蝶呤为 2B 级证据，B 级推荐）。硫唑嘌呤[2mg/(kg·d)]比口服环磷酰胺安全，且在 18 个月内维持缓解上同样有效。甲氨蝶呤（每周 20~25mg）用于环磷酰胺诱导缓解后的维持治疗有效（血肌酐应 <130μmol/L）。来氟米特（20~30mg/d）对维持缓解比甲氨蝶呤更有效，但副作用更大。维持缓解治疗至少 18 个月（尤其是韦格纳肉芽肿）。缓解期的激素应逐步减少到 10mg/d 或更少，6~18 个月后以患者对治疗的反应来逐步减量至停药

11. 最大剂量标准治疗仍未缓解或再复发的患者应考虑其他免疫调节治疗，并应推荐到其他的专科中心进一步治疗或入组临床实验（3 级证据，C 级推荐）。治疗前应检查免疫球蛋白，以预防过敏反应和高凝状态。疾病进展可使用以下备选药物：免疫抑制剂如吗替麦考酚酯和脱氧精胍菌素以及生物制剂如抗胸腺球蛋白、英夫利昔单抗和利妥昔单抗等

12. 混合性原发性冷球蛋白血症性血管炎（非病毒性）应行免疫抑制治疗（4 级证据，D 级推荐）

13. 丙型肝炎病毒相关的冷球蛋白血症性血管炎应抗病毒治疗（1B 级证据，B 级推荐）。利巴韦林与不同制剂的 α- 干扰素可能比单独的 α- 干扰素更有效

14. 乙型肝炎病毒相关性结节性多动脉炎应抗病毒、血浆置换和激素联合治疗（3 级证据，C 级推荐）。大剂量的激素治疗 2 周，逐步减量后加用抗病毒药治疗联合血浆置换有较高的诱导缓解率

15. 我们建议对曾用过环磷酰胺、并有不能解释的持续血尿患者应进一步追查（2B 级证据，C 级推荐）

（崔贝贝　尹　耕）

参考文献

1. 中华医学会风湿病学分会 . 大动脉炎诊断及治疗指南 . 中华风湿病学杂志，2011，15（2）：119-120.

2. Asherson RA，Cervera R，Triplett DA，et al.Vascular manifestations of systemic autoimmune diseases.Florida：CRC Press，2001：251-273.

3. Jales-Neto LH，Levy-Neto M，Bonfa E，et al.Juvenile-onset Takayasu arteritis：peculiar vascular involvement and more refractory disease.Scand J Rheumatol，2010，39：506-510.

4. Weyand CM, Goronzy JJ.Medium-and large-vessel vasculitis.N Engl J Med,2003,349:160-169.

5. Jennette JC,Falk RJ,Andrassy K, et al.A nomenclature of systemic vasculitides:the proposal of an international consensus conference. Arthritis Rheum,1994,37(2):187-192.

6. C Mukhtyar C,Guillevin L,Cid MC,et al.EULAR recommendations for the management of primary small and medium vessel vasculitis. Ann Rheum Dis,2009,68(3):310-317.

4.6 白 塞 病

【病例】

患者女性,32 岁,因"口腔、外阴溃疡 3 年,踝关节肿痛 7 天,抽搐 1 天"入院。3 年前,患者无明显诱因开始出现口腔溃疡,伴疼痛,可自行愈合但反复、频繁发作,每月 2~3 次,有时伴外阴溃疡,无皮疹、关节疼痛,无尿频、尿急、尿痛等。7 天前,患者口腔溃疡复发,并出现双踝关节肿胀、压痛。1 天前,患者无诱因出现抽搐 1 次,表现为意识丧失,双目向上凝视,口吐白沫,四肢强直,小便失禁,发作后神志恢复,感头痛、恶心不适。入院查体:神志清楚,对答切题,口腔双侧颊黏膜和上唇黏膜面可见多个黄豆大小的浅溃疡,部分溃疡边缘可见红晕,疼痛明显。面部和颈前皮肤散在痤疮样皮疹。全身浅表淋巴结未扪及肿大。心、肺查体(-)。全腹软,无压痛和反跳痛。肝、脾未扪及肿大。肠鸣音正常。双踝关节肿胀,局部皮温高,压痛明显。针刺反应(+)。外阴部可见一个溃疡。双下肢无水肿。入院后辅助检查示:WBC 13.17 × 10^9/L,Hb150g/L,PLT 279 × 10^9/L,ESR 35mm/L,CRP 32mg/L,生化、大小便常规未见异常。ANA、ACA、ANCA、ENA 谱、RF(-)。外阴分泌物细菌培养阴性。MRI 头部水抑制增强扫描示:双侧额叶及左顶叶长 T_1 长 T_2 信号影,考虑脑白质脱髓鞘改变;左侧内囊后肢长 T_1 长 T_2 信号,考虑腔隙性梗死灶或脱髓鞘斑。

【疾病概述】

白塞病(Bechet disease,BD)是一种累及多系统的慢性血管炎症性疾病。除复发性口腔溃疡、生殖器溃疡和前葡萄膜炎这三种具有特征性的临床表现外,还可累及血管、神经系统,消化道、关节、肺、肾、附睾等器官。大部分患者预后良好,眼、中枢神经及大血管受累者预后不佳。

【糖皮质激素适应证及给药方式】

(1)治疗原则:本病目前尚无公认的有效根治办法。治疗的目的在于控制炎症,缓解症状,限制或预防重要脏器损害、减缓疾病进展,较少疾病复发,防治并发症。

(2)全身应用糖皮质激素治疗适应证:①严重的眼部病变;②伴有中枢神经病变急性发作;③全身中毒症状严重、高热;④大动脉炎;⑤严重口腔、外阴溃疡,关节症状。

(3)给药方案:符合上述适应证的患者,可短期给予糖皮质激素口服治疗,常用剂量为泼尼松 40~60mg/d,疗程为 1~2 周,症状控制后即可逐渐减量。使用糖皮质激素疗程不宜过长,合并大静脉炎时,激素可能促进血栓形成。

(4)冲击治疗:对于重症患者,如严重眼炎、中枢神经系统病变、严重血管炎患者可考虑采用静脉应用大剂量甲泼尼龙冲击治疗,剂量为 500~1000mg/d,疗程为 3~5 天,后续治疗可使用泼尼松 1mg/(kg·d)。糖皮质激素对于控制急性期症状有效,但停药后易复发,因此应同时联合免疫抑制剂治疗,可选用的免疫抑制剂包括环磷酰胺、硫唑嘌呤等。

(5)肠型白塞病治疗:柳氮磺吡啶(SASP)是治疗本病的常用药物。大多数患者采用 SASP 治疗后可有效控制症状。糖皮质激素仅应用于炎症明显或对 SASP 疗效不佳的患者。口服泼尼松剂量为 40~60mg/d,炎症控制后逐渐减量至 10~15mg/d,减量期间联合 SASP 治疗,必要时联合免疫抑制剂。

(6)局部治疗:口腔溃疡患者可局部用糖皮质激素膏;眼结膜、角膜炎时可应用糖皮质激素眼膏或滴眼液;重症眼炎者可在球结膜下注射糖皮质激素。

【病例分析】

患者中年女性,结合病史、查体及辅助检查,考虑诊断为白塞病。给药方案:采用静脉大剂量甲泼尼龙冲击疗法,甲泼尼龙 500mg/d×3 天,随后减量为 200mg/d×7 天,患者反应良好,关节疼痛及抽搐症状改善,调整为泼尼松

60mg/d 口服并行环磷酰胺 1.0g 冲击治疗 1 次,患者病情好转出院。

【禁忌证】

(1) 尽量避免使用糖皮质激素的情况:对糖皮质激素类药物过敏;严重精神病史;癫痫;活动性消化性溃疡;新近胃肠吻合术后;骨折;创伤修复期;单纯疱疹性角、结膜炎及溃疡性角膜炎、角膜溃疡;严重高血压;严重糖尿病;未能控制的感染(如水痘、真菌感染);活动性肺结核;较严重的骨质疏松;妊娠初期及产褥期;寻常型银屑病。

但是,若有必须用糖皮质激素类药物才能控制疾病,挽救患者生命时,如果合并上述情况,可在积极治疗原发疾病、严密监测上述病情变化的同时,慎重使用糖皮质激素类药物。

(2) 慎重使用糖皮质激素的情况:库欣综合征、动脉粥样硬化、肠道疾病或慢性营养不良的患者及近期手术后的患者慎用。急性心力衰竭、糖尿病、有精神病倾向、青光眼、高脂蛋白血症、高血压、重症肌无力、严重骨质疏松、消化性溃疡病、妊娠及哺乳期妇女应慎用,感染性疾患必须与有效的抗生素合用,病毒性感染患者慎用;儿童也应慎用。

【注意事项】

(1) 激素副作用及预防措施:①骨质疏松:需要长期使用糖皮质激素治疗的患者,及时补充钙剂及维生素 D,同时应注意补充抗骨质疏松的相关药物,如抑制破骨细胞的二磷酸盐、调整钙、磷代谢制。②消化道出血:糖皮质激素可诱发消化性溃疡,因此在应用时应常规加用保胃治疗。对有该类病史的患者应该慎重选用激素。在使用糖皮质激素过程中,应加用质子泵抑制剂和胃黏膜保护剂,并适当减少剂量和缩短疗程。糖皮质激素与非甾体抗炎药合用时,胃肠道风险加倍,应相对选用选择性 COX-2 抑制剂。③感染:长期使用激素可抑制机体免疫反应,应注意预防感染发生。

(2) EULAR 委托临床专家委员会(ESSCCA)采用了循证医学的研究方法、综合了文献报道和不同临床领域的专家意见,设计了科学的筛选过程,于 2008 年提出了 BD 的治疗建议。该建议强调针对 BD 不同病情、不同受累脏器的分类治疗（表 4-12）。

表 4-12　EULAR 关于 BD 治疗的 9 项建议

序号	建议
1	BD 影响眼后段的炎性治疗需包括硫唑嘌呤（AZA）和全身应用糖皮质激素
2	严重眼病视力下降≥2 级和（或）有视网膜病变者建议用环孢素或英夫利西单抗（infliximab）联合 AZA 和糖皮质激素治疗，也可单用 IFN-α 或 IFN-α 联合激素治疗
3	目前尚无肯定证据知道 BD 大血管病变的治疗。急性深静脉血栓推荐使用免疫抑制剂，如糖皮质激素、AZA、CTX、CsA。肺动脉瘤和外周动脉瘤推荐使用 CTX 和糖皮质激素治疗
4	抗凝剂、抗血小板药和抗纤维蛋白溶解剂治疗深静脉血栓以及 BD 动脉损伤的抗凝治疗目前尚无对照研究的资料和非对照治疗经验
5	尚无明确的证据指导 BD 胃肠道病变的治疗。除非需要急症手术外，应首先考虑使用柳氮磺胺吡啶（SASP）、糖皮质激素、Aza、TNF-α 拮抗剂或沙利度胺
6	秋水仙碱可以控制大多数患者的关节炎症状
7	尚无对照研究的证据知道 BD 神经系统病变的治疗。脑实质损害可使用糖皮质激素、IFN-α、Aza、CTX、MTX 和 TNF-α 拮抗剂；硬脑膜窦静脉血栓推荐糖皮质激素治疗
8	CsA 一般不用于 BD 合并中枢神经系统损害的患者。除非必须用于眼内炎症
9	黏膜皮肤病变的治疗需综合医生对病情的判断和患者的主观感受，并根据其为 BD 的主要表现或症状而采取不同的治疗方法。 单一的口腔溃疡及生殖器溃疡首选局部处理（如局部激素治疗）。痤疮样皮疹需注意化妆品的应用，其治疗与普通痤疮相同。结节性红斑首选秋水仙碱。腿部溃疡治疗应针对不同原因施治。难治性病例可用 Aza、IFN-α 和 TNF-α 拮抗剂

（崔贝贝）

参考文献

1. 王吉耀.内科学.第2版.北京:人民卫生出版社,2010.
2. Cheng TO.Behcet's disease.N Engl J Med,2000,342(8):588.
3. Kasirajan K,Maret JM,Langsfeld M.Behcet's disease:endovascular management of a ruptured peripheral arterial aneurysm.J Vasc Surg,2001,34:1127-1129.
4. Hatemi G,Silman A,Bang D,et al.EULAR recommendations for the management of Behçet's disease.Ann Rheum Dis,2008,67:1656-1662.
5. Mendes D,Correia M,Barbedo M,et al.Behçet's disease—a contemporary review.J Autoimmun 2009,32(3-4):178-188.
6. 中华医学会风湿病学分会.白塞病诊断和治疗指南.中华风湿病学杂志,2011,15(5):345-347.

4.7 系统性硬化症

【病例】

患者女性,37岁,因"反复雷诺现象7[+]年,颜面部及肢端皮肤变硬6个月"入院。7[+]前,患者无明显诱因出现双手雷诺现象,表现为遇冷或情绪激动后双手指变白-变紫-变红,保暖后可快速缓解。于当地医院就诊,诊疗不详,症状反复发作;6个月前,患者无明显诱因感颜面部及肢端皮肤变厚、变硬,不易捻起,伴手指僵硬、握拳困难,无口腔溃疡、皮疹、光过敏、口干、眼干等,症状逐渐加重,为求进一步治疗入我科。入院体格检查:生命体征平稳,神志清楚,对答切题,面具脸,蜡样光泽,颜面皱纹明显减少,唇薄,口周纹增多,张口受限,发际及颈部可见色素沉着和色素脱失。双上肢肢端皮肤变硬,不易提起,指端温度低,左手第2、3指指尖可见瘢痕小凹,无坏疽。双肺呼吸音清,双下肺吸气末可闻及少许细湿啰音。心腹查体未见异常。双下肢无水肿。全身浅表淋巴结未扪及肿大。入院后辅助检查示血常规:Hb 102g/L,WBC 3.93 × 10⁹/L,PLT 154 × 10⁹/L,肾功:BUN 6.3mmol/L,CREA 87μmol/L,ANA 1:1000着丝点型,SCL-70++;胸部CT:双下肺间质纤维化。心脏彩超：右房增大，肺动脉压力35mmH₂O，前臂皮肤活检：真皮层增厚，胶原纤维增多，可见淋巴细胞和浆细胞浸润，小动脉玻璃样变性。

【疾病概述】

系统性硬化症（systemic sclerosis,SSc）是一种病因和发病机制尚不明确的全身性结缔组织病。临床表现包括局限性或弥漫性皮肤增厚和纤维化。除皮肤累外，尚可累及肾脏、呼吸系统、消化系统等，表现为脏器的广泛纤维化。本病女性多见，发病率大约为男性的4倍，儿童相对少见。

本病具有较强的异质性，个体差异大，部分患者可出现急进性进展地弥漫性皮肤损害（弥漫性硬皮病）同时合并广泛的内脏损害；也有患者仅表现为局部皮肤损害（肢端及面部常见），无内脏受损表现，这种类型也被称为局限性硬皮病。以皮肤受累范围为主要指标，可将系统性硬化症分为下列几种（表4-13）。

表4-13　系统性硬化症的分类

1. 弥漫性硬皮病（diffuse scleroderma）　除面部、肢体远端和近端外，皮肤增厚还累及躯干

2. 局限性硬皮病（limited scleroderma）　皮肤增厚限于肘（膝）的远端，但可累及面部、颈部

3. 无皮肤硬化的硬皮病（sine scleroderma）　临床无皮肤增厚的表现，但有特征性的内脏表现和血管、血清学异常

4. 重叠（in overlap syndrome）　上述三种情况中任一种与诊断明确的类风湿关节炎、系统性红斑狼疮、多发性肌炎/皮肌炎同时出现

5. 未分化结缔组织病（undifferentiated connective tissue disease）　雷诺现象伴系统性硬化的临床和（或）血清学特点，但无系统性硬化的皮肤增厚和内脏异常

【糖皮质激素的适应证及给药方式】

（1）治疗原则：本病尚无特效药物。皮肤受累范围和病变程度为诊断和评估预后的重要依据，而重要脏器累及的广泛性和严重程度决定它的预后。早期治疗的目的在于阻止新的皮肤和脏器受累，而晚期的目的在于改善已有

的症状。根据 2009 年 EULAR 提出的诊疗建议及我国中华风湿病学会颁布的系统性硬化症诊治指南,系统性硬化症的治疗应该针对内脏损害,选择个体化治疗方案。

(2)口服糖皮质激素治疗:目前缺乏大样本 RCT 研究证实糖皮质激素治疗该病有效。一些小样本研究指出,糖皮质激素可能使早期 SSc 患者受益,然而,总的来说,糖皮质激素对该病的效果并不显著。既往研究提示,糖皮质激素对该病炎症期的肌肉及肺脏损害有一定疗效;在早期水肿期,对关节痛、肌痛亦有疗效。通常给药剂量为泼尼松不超过 $0.5mg/(kg \cdot d)$,连用 2~4 周,渐减至维持量 10~15mg/d。对该病晚期患者,特别是合并有氮质血症患者,糖皮质激素能促进肾血管闭塞性改变,故不推荐使用。

(3)联合免疫抑制剂治疗:糖皮质激素需与免疫抑制剂联合治疗。常用的免疫抑制剂包括环孢素、环磷酰胺、硫唑嘌呤、甲氨蝶呤等。有研究指出,环磷酰胺与糖皮质激素联合应用,可提高疗效和减少糖皮质激素用量。

(4)硬皮病肾危象与糖皮质激素:硬皮病肾危象(SRC)是风湿免疫疾病较常见急症之一,是系统性硬化症预后不良的重要因素。SRC 常见于弥漫性硬皮病患者,一项针对 1996 例系统性硬化症患者的队列研究发现,10%~15% 的弥漫性系统性硬化患者和 1%~2% 的局限性系统性硬化患者发生肾危象。需要注意的是,硬皮病肾危象可能与糖皮质激素的使用相关。2012 年一项系统回顾研究指出有 4% 的早期弥漫性硬皮病患者使用糖皮质激素治疗后出现 SRC,然而,文章同时指出,该类患者因起病时病情危重,联合了多种免疫抑制剂及糖皮质激素治疗,无法排除其他药物对于结果的干扰。根据 2009 年 EULAR 的诊疗建议,迄今有 4 项前瞻性研究显示,激素的应用与发生硬皮病肾危象有关,故对使用激素者,应严密监测患者的血压和肾脏功能(C 级推荐)。对于发生 SRC 患者,应积极控制血压,给予血管转换酶抑制剂(C 级推荐),激素使用与肾脏结局和死亡率之间无明显的相关性。33%~50% 的患者将发生需要终身透析或早逝等的严重后果。

(5)肺动脉高压与糖皮质激素:研究表明,结缔组织疾病相关性肺动脉高压（CTD-PAH）与原发性肺动脉高压（PAH）的发病机制略有不同，自身免疫和炎症过程可能参与 CTD-PAH 的发生。因此，当结缔组织疾病合并肺动脉高压时，除了使用降肺动脉压药物，同时还应联用免疫抑制剂及糖皮质激素治疗原发疾病，药物剂量根据病情调整。

（6）肺间质纤维化：肺间质纤维化较常见于 SSc 患者。SSc 合并进展型肺间质纤维化时，可使用中大剂量激素治疗，如泼尼松 $0.5\sim1mg/(kg\cdot d)$。同时联用环磷酰胺治疗。激素在 $4\sim6$ 周后减量，每周减量 $5\%\sim10\%$，以 <10mg/d 泼尼松维持治疗。

【本案分析】

本案患者病程中出现雷诺现象，颜面部及肢端皮肤硬化，查体见颜面部及肢端皮肤变硬，不易捻起，肢端血管缺血改变。辅助检查示 SCL-70 ++，双下肺间质纤维化，皮肤活检支持硬皮病改变。因此本案患者考虑诊断为系统性硬化症，肺间质纤维化，肺动脉压力轻度升高。初始治疗给予泼尼松 30mg/d 口服，联合秋水仙碱（0.5mg，每天 1 次）、环磷酰胺（50mg，每天 1 次），同时给予保胃、补钙、降肺动脉压等对症支持治疗。治疗后，患者心累、气促、雷诺现象较前好转出院。出院后泼尼松减量至 10mg/d 维持治疗。

【禁忌证】

（1）尽量避免使用糖皮质激素的情况：对糖皮质激素类药物过敏；严重精神病史；癫痫；活动性消化性溃疡；新近胃肠吻合术后；骨折；创伤修复期；单纯疱疹性角、结膜炎及溃疡性角膜炎、角膜溃疡；严重高血压；严重糖尿病；未能控制的感染（如水痘、真菌感染）；活动性肺结核；较严重的骨质疏松；妊娠初期及产褥期；寻常型银屑病。

但是，若有必须用糖皮质激素类药物才能控制疾病，挽救患者生命时，如果合并上述情况，可在积极治疗原发疾病、严密监测上述病情变化的同时，慎重使用糖皮质激素类药物。

（2）慎重使用糖皮质激素的情况：库欣综合征、动脉粥样硬化、肠道疾病或慢性营养不良的患者及近期手术后的患者慎用。急性心力衰竭、糖尿病、有精神病倾向、青光眼、高脂蛋白血症、高血压、重症肌无力、严重骨质疏松、消化性溃疡病、妊娠及哺乳期妇女应慎用,感染性疾患必须与有效的抗生素合用,病毒性感染患者慎用;儿童也应慎用。

【注意事项】

1) 总体上说,目前无针对于 SSc 的明确有效治疗,多数患者最终出现内脏病变。糖皮质激素对于该病的治疗效果尚不确切,并且可能 SRC 发生。因此,在选用糖皮质激素时,应严格把握适应证及禁忌证。在使用过程中,严密监测血压及肾功变化。

2) 预防激素副作用:①骨质疏松:需要长期使用糖皮质激素治疗的患者,及时补充钙剂及维生素 D,同时应注意补充抗骨质疏松的相关药物,如抑制破骨细胞的二磷酸盐、调整钙、磷代谢制。②消化道出血:糖皮质激素可诱发消化性溃疡,对有该类病史的患者应该慎重选用激素。在使用糖皮质激素过程中,应加用质子泵抑制剂和胃黏膜保护剂,并适当减少剂量和缩短疗程。糖皮质激素与非甾体抗炎药合用时,胃肠道风险加倍,应相对选用选择性 COX-2 抑制剂。③感染:长期使用激素可抑制机体免疫反应,应注意预防感染发生。

【对症治疗】

1) 雷诺现象:劝患者勿吸烟,手足避冷、保暖。可用钙通道拮抗剂、前列腺素 E_1 等药物治疗。双嘧达莫(潘生丁)和小剂量阿司匹林均有抑制血小板聚集作用。手指坏疽部位可外用硝酸甘油贴膜。此外,血清紧张素受体拮抗剂、血清紧张素重新摄取抑制剂等对雷诺现象也有较好疗效。

2) 反流性食管炎:告知患者要少食多餐,餐后取立位或半卧位。可服用组胺受体阻断剂(西咪替丁或雷尼替丁等)或质子泵抑制剂(奥美拉唑等)降低胃酸。如有吞咽困难,可用多潘立酮等增加胃肠动力药物。腹部胀满可间断服用广谱抗生素。

3) 硬皮病患者应经常监测血压,发现血压升高应及时处理。早期控制血压增高,可预防肾危象出现。肾小血管受累会影响肾脏血液灌注,进而导致肾小球旁器释放肾素,通过血管紧张素Ⅱ的作用肾素可引起血管进一步收缩,形成一个恶性循环。在这种情况下,可用血管紧张素转换酶抑制剂如卡托普利、依那普利、贝那普利等药物。如发生尿毒症,需进行血液透析和肾移植。

【EULAR 关于系统性硬化症治疗推荐指南】

(1)关于指趾端雷诺现象和溃疡:

1)荟萃分析显示,硝苯地平和静脉用伊洛前列素可降低雷诺现象的发作频率和严重性。硝苯地平应作为治疗雷诺现象的一线用药,而严重雷诺现象常静脉用伊洛前列素或其他的类前列腺素(A 级推荐)。

2)2 项 RCT 研究表明,静脉注射类前列腺素(尤其是伊洛前列素)可治愈患者的指趾端溃疡,故对活动性指趾端溃疡应选静脉用类前列腺素(尤其是伊洛前列素)(A 级推荐)。

3)波生坦对活动性指趾端溃疡疗效不确定。2 项高质量 RCT 研究显示,波生坦可预防弥漫型患者的指趾端溃疡(尤其是多处溃疡)。当钙离子拮抗剂和类前列腺素治疗无效后,应考虑用波生坦治疗弥漫型患者的多发性指趾端溃疡(A 级推荐)。

(2)肺动脉高压:

1)2 项质量高的 RCT 研究显示,波生坦可改善患者的运动能力、功能分级和某些血流动力学指标,强烈建议波生坦用于肺动脉高压的治疗(A 或 B 级推荐)。

2)2 项高质量的 RCT 研究显示,西他生坦可改善肺动脉高压患者的运动能力、功能分级和某些血流动力学指标。当前,也可考虑西他生坦治疗肺动脉高压(A 或 B 级推荐)。

3)一项高质量的 RCT 研究显示,昔多芬可改善肺动脉高压患者的运动能力、功能分级和某些血流动力学指标,可考虑使用昔多芬治疗肺动脉高压(A 或 B 级推荐)。

4)一项高质量的 RCT 研究显示,连续静脉注射依前列醇可改善肺动脉高压患者运动能力、功能分级和某些血流动力学指标。突然中断药物可威胁生命。对于严重的肺动脉高压患者可使用依前列醇静脉注射(A 级推荐)。

（3）皮肤病变：

2 项 RCT 研究表明，甲氨蝶呤可改善早期弥漫型的皮肤评分，但对其他器官病变的益处尚未确定。对于早期的弥漫型皮肤病变可使用甲氨蝶呤（A 级推荐）。

（4）肺间质纤维化：

尽管环磷酰胺有一定的毒性，但根据 2 项高质量的 RCT 研究，它仍推荐用于肺纤维化的治疗（A 级推荐）。

（5）硬皮病肾危象：

1）尽管缺乏 RCT 依据，但专家一致认为血管转换酶抑制剂可用于硬皮病肾危象的治疗（C 级推荐）。

2）4 项前瞻性研究显示，激素的应用与发生硬皮病肾危象有关，故对使用激素者，应严密监测患者的血压和肾脏功能（C 级推荐）。

（6）胃肠道病变：

1）尽管缺乏 RCT 依据，专家一致认为质子泵抑制剂可用于预防胃肠道反流、食管溃疡和狭窄（B 级推荐）。

2）尽管缺乏 RCT 依据，专家一致认为促动力药可用于胃肠道的运动障碍（如吞咽困难、胃食管反流性疾病、早期饱胀、胃胀气和假性梗阻等（C 级推荐）。

3）尽管缺乏 RCT 依据，专家一致认为，因细菌生长旺盛导致的肠吸收不良，抗生素交替使用可能对患者有益（D 级推荐）。

（崔贝贝　尹　耕）

参考文献

1. Dziadzio M, Denton CP, Smith R, et al. Losartan therapy for Raynaud's phenomenon and scleroderma: clinical and biochemical findings in a fifteen week, randomized, parallel-group, controlled trial. Arthritis Rheum, 1999, 42: 2646-2655.

2. Sitbon O, Humbert M, Jais X, et al. Long-term response to calcium channel blockers in idiopathic pulmonary arterial hypertension. Circulation, 2005, 111 (23): 3105-3111.

3. Nishimake T, Aotsuka S, Kondo H, et al. Immunological analysis of pulmonary hypertension in connective tissue diseases. J Rheumatol, 1999, 26 (11): 2357-2362.

4. Erre GL, Passiu G.Antioxidant effect of Iloprost: current knowledge and therapeutic implications for systemic sclerosis.Reumatism, 2009,61(2):90-97.

5. 吴东海,王国春.临床风湿病学.北京:人民卫生出版社,2008.

6. 陈灏珠.实用内科学.第14版.北京:人民卫生出版社,2013.

4.8 混合性结缔组织病

【病例】

患者女性,35岁,因"反复双手遇冷变紫1年,加重伴面部红斑1⁺个月"入院。1年前,患者无明显诱因出现双手指雷诺现象,表现为遇冷后变白变紫变红,活动后心累、气促明显,未予治疗。1⁺个月前,患者上述症状加重,伴面颊红斑,双手掌指关节肿痛,无晨僵,为求进一步治疗入院。入院后查体:神志清楚,对答切题,慢性病容,轻度贫血貌,面部红斑对称分布于面颊两侧,累及鼻梁。心率116次/分,律齐,P2>A2,胸、腹部未见明显异常体征,双腕关节、双手掌指关节压痛,双手指末端皮肤弹性下降。辅助检查示:血常规:Hb 89g/L↓,PLT 210×10⁹/L,WBC 3.0×10⁹/L↓,ALB 29.6g/L↓,肾功未见异常。大便常规未见异常。小便常规示尿蛋白++,尿蛋白定量0.35g/24h。免疫检查:ANA 1:10 000,ENA谱:抗SSA抗体(++),抗nRNP(+++),余未见异常。CRP 23.1mg/L↑,C3、C4正常。肌酶:LDH1036.7U/L,CK420.9U/L。心脏彩超示:心包微量积液,肺动脉高压。心电图示:窦性心动过速。X线胸片示:肺间质改变,肺动脉增宽。皮肤活检:表皮部分呈乳头状瘤伴角化过度,真皮层纤维组织内小血管少量淋巴细胞浸润。

【疾病概述】

混合性结缔组织病(mixed connective tissue disease,MCTD)是一种以系统性红斑狼疮(SLE)、系统性硬化(SSc)、多发性肌炎或皮肌炎(PM/DM)及类风湿关节炎(RA)等结缔组织疾病的临床表现相重叠为特征的风湿性疾病。其突出的特点是在血清中有高滴度的斑点型抗核抗体(ANA)和抗u1-RNP抗体。

MCTD发病年龄4~80岁,大多数患者在30~40岁出现症状,平均年龄 37 岁。女性发病多于男性,约 4∶1。我国发病率不明。该病临床症状复杂,可表现硬皮病样、肌炎样、SLE 样症状,包括多关节炎、肌炎、雷诺现象、肿胀手、肺部病变、食管蠕动减弱、脱发、颊部皮疹、浆膜炎,心脏和肾脏损害等。

【糖皮质激素治疗适应证及给药方式】

治疗原则:本病的治疗以 SLE、PM/DM、RA 和 SSc 的治疗原则为基础,对各种表现有针对性治疗。糖皮质激素的使用应根据疾病具体临床表现加以个体化选择。

(1)疲劳、关节炎:以疲劳或关节炎为主要表现的患者可给予非甾体抗炎药、抗疟药治疗,NSAIDs 无效时,可给予小剂量泼尼松(<10mg/d)。严重的关节炎患者,可采用激素联合甲氨蝶呤等 DMARDs 药物治疗。

(2)雷诺现象:首先应注意保暖,避免手指外伤和避免使用 β- 受体阻滞剂、戒烟等。给予抗血小板聚集药物、血管扩张药物(硝苯地平)及血管紧张素酶抑制剂(卡托普利)。而严重雷诺现象可静脉用伊洛前列素或其他的类前列腺素。目前无研究证实单纯雷诺现象需使用糖皮质激素治疗。

(3)肌炎:有肌炎表现的患者其治疗原则应参考 PM/DM 治疗,采用糖皮质激素联合免疫抑制剂治疗。症状较轻,进展缓慢的患者可给予小剂量泼尼松口服(10~30mg/d)。对于重症肌炎患者,应给予大剂量激素口服(泼尼松 1~1.5mg/(kg·d))或静脉输注等效泼尼龙,同时加用 DMARDs(甲氨蝶呤)。必要时可行甲泼尼龙冲击治疗,或静脉输注丙种球蛋白。

(4)肺动脉高压:合并肺动脉高压(PAH)是造成 MCTD 患者死亡的重要原因,因此当出现 PAH 时,应早期、积极进行医疗干预。因为结缔组织疾病相关性肺动脉高压与原发性肺动脉高压发病机制略有不同,所以当结缔组织疾病合并肺动脉高压时,除了使用降肺动脉压药物,同时还应联用免疫抑制剂及糖皮质激素,积极治疗原发疾病。无症状的肺动脉高压:给予小剂量糖皮质激素和环磷酰胺、小剂量阿司匹林和血管紧张素转换酶抑制剂(ACEI)如卡托普利 12.5~25mg,每日 2~3 次;酌情使用内皮素受体拮抗剂，口服波生坦。伴有症状的肺动脉高压：静脉注射依前列醇、应用 ACEI、抗凝、内皮素受体拮抗剂，口服波生坦；酌情使用西地那非。

（5）肾脏损伤：MCTD 肾脏受累的临床表现多样，轻重不一，多为轻型、非进展型。尿蛋白多为一过性、少量（<0.5g/d）蛋白尿，部分患者可出现肾病综合征。血尿少见。MCTD 肾脏损害的病理改变也具有混合病变的特点，肾小球、肾血管和肾间质均可出现病变，肾中小动脉病变与系统性硬化症相近，肾小球病变类似于狼疮性肾炎，肾间质常见淋巴细胞、单核细胞和浆细胞大片状浸润。治疗上，轻型不需要处理；进展性蛋白尿者试用 ACEI 或小剂量阿司匹林联合双嘧达莫；严重者酌情使用泼尼松 1~1.5mg/（kg·d），加环磷酰胺冲击治疗每月 1 次给药。肾病综合征：单独应用糖皮质激素通常效果不佳；小剂量阿司匹林联合双嘧达莫预防血栓形成并发症；ACEI 减少蛋白丢失；同时给予泼尼松 1~1.5mg/（kg·d），加环磷酰胺冲击治疗。必要时可进行透析。

【病例分析】

结合病史、体征及辅助检查，考虑诊断为混合性结缔组织病。给予静脉输注甲泼尼龙 80mg/d×7 天，联用环磷酰胺 50mg 口服、每天 1 次，及对症支持治疗，患者症状明显好转，出院时激素用量调整为泼尼松 60mg 口服、每天 1 次。

【禁忌证】

（1）尽量避免使用糖皮质激素的情况：对糖皮质激素类药物过敏；严重精神病史；癫痫；活动性消化性溃疡；新近胃肠吻合术后；骨折；创伤修复期；单纯疱疹性角、结膜炎及溃疡性角膜炎、角膜溃疡；严重高血压；严重糖尿病；未能控制的感染（如水痘、真菌感染）；活动性肺结核；较严重的骨质疏松；妊娠初期及产褥期；寻常型银屑病。

但是，若有必须用糖皮质激素类药物才能控制疾病，挽救患者生命时，如果合并上述情况，可在积极治疗原发疾病、严密监测上述病情变化的同时，慎重使用糖皮质激素类药物。

（2）慎重使用糖皮质激素的情况：库欣综合征、动脉粥样硬化、肠道疾病或慢性营养不良的患者及近期手术后的患者慎用。急性心力衰竭、糖尿病、有精神病倾向、青光眼、高脂蛋白血症、高血压、重症肌无力、严重骨质疏松、消化性溃疡病、妊娠及哺乳期妇女应慎用,感染性疾患必须与有效的抗生素合用,病毒性感染患者慎用;儿童也应慎用。

【注意事项】

1) 以往认为 MCTD 对激素的治疗反应良好和应该用激素长期治疗的观点是片面的,约 2/3 的患者对激素治疗有效,应根据病情的活动与否增减激素或停用。

2) 预防激素副作用:①骨质疏松:需要长期使用糖皮质激素治疗的患者,及时补充钙剂及维生素 D,同时应注意补充抗骨质疏松的相关药物,如抑制破骨细胞的二磷酸盐、调整钙、磷代谢制。②消化道出血:糖皮质激素可诱发消化性溃疡,对有该类病史的患者应该慎重选用激素。在使用糖皮质激素过程中,应加用质子泵抑制剂和胃黏膜保护剂,并适当减少剂量和缩短疗程。糖皮质激素与非甾体抗炎药合用时,胃肠道风险加倍,应相对选用选择性 COX-2 抑制剂。③感染:长期使用激素可抑制机体免疫反应,应注意预防感染发生。

(崔贝贝)

参考文献

1. 杨虎天.混合性结缔组织病诊治指南(草案).中华风湿病学杂志,2004,8(06):374-377.

2. Hoffman RW,Bezruczko N,Perkins K.An external validation study of a classification of mixed connective tissue disease and systemic lupus erythematosus patients.J Appl Meas,2012,13(2):205-216.

3. Gunnarsson R,Aal kken TM,Molberg O,et al.Prevalence and severity of interstitial lung disease in mixed connective tissue disease: a nationwide,cross-sectional study.Ann Rheum Dis,2012,10:1136.

4. Kitridou RC,Akmal M,Turkel SB,et al.Renal involvement in mixed connective tissue disease:a longitudinal linicopathologic study.Semin Arthritis Rheum,1986,16:135-145.

5. Sanchez O,Sitbon O,Jas X,et al.Immunosupp ressive therapy in connective tissue diseases-associated pulmonary arterial hypertension.Chest,2006,130(1):182-189.

4.9 成人 Still 病

【病例】

患者男性,26 岁,因"反复发热、淋巴结肿大 1$^+$ 年,加重 1$^+$ 天"入院。1$^+$ 年前,患者受凉后出现发热,体温 37.5~40.0℃,伴咽痛、双膝关节肿痛,发热时躯干、四肢橘红色皮疹,压之退色,无瘙痒、疼痛,发热时加重,热退时减轻,颈部及腋窝淋巴结肿大,无咳嗽、胸闷、腹痛、腹泻、尿频、尿急、尿痛,无脱发、光过敏、雷诺现象及口腔溃疡,院外抗生素治疗效果欠佳,症状反复发作。1$^+$ 个月前,患者再次出现发热、皮疹、关节肿痛,为进一步诊治入院。入院查体:急性病容,躯干、四肢橘红色斑丘疹,压之褪色,无瘙痒、疼痛。双侧颌下、颈部、腋窝、腹股沟淋巴结肿大,大小不等,最大约 1.5cm×1.5cm,质中,活动,压痛。咽部充血,扁桃体不大。心肺腹未见明显异常体征。双肩、双肘、双腕、双膝关节压痛、无肿胀。辅助检查:WBC 24×10^9/L,中性粒细胞 83%,Hb 145g/L,PLT 240×10^9/L,肝、肾功能正常。血沉 23mm/h,C-反应蛋白 79mg/L,血清铁蛋白 >2000μg/L。补体正常,类风湿因子(RF)、抗核抗体(ANA)阴性,肿瘤标记物、肝炎标记物、HIV、各种细菌培养、各种微生物检查均为阴性。双肺 CT、腹部 B 超、心脏彩超均无异常,骨髓培养、活检未见异常,淋巴结活检提示,淋巴结反应性增生。

【疾病概述】

成人 Still 病(adult onset still's disease, AOSD)是一组病因不明的临床综合征,主要表现为高热、一过性皮疹、关节炎或关节痛和白细胞升高。该病可见于任何年龄,女性稍多于男性,且年轻患者居多,尤以 16~35 岁多发,呈世界性分布,各国均可发生。发病率和患病率在不同人群并不一致,有报道其发病率低于 1/10 万,我国尚无这方面的报道。糖皮质激素和免疫抑制剂是目前治疗本病的主要药物,但是部分患者常规药物治疗效果不理想,病情难以控制。

【糖皮质激素适应证及给药方案选择】

(1) AOSD 治疗原则:目前,对 AOSD 尚未形成统一的治疗方案,较为常用的药物包括非甾体抗炎药(NSAIDs)、糖皮质激素、改变病情抗风湿药(DMARDs)等,且由于AOSD发病程度不同,往往合并有不同的脏器损伤,所以治疗要根据病情的进展程度、缓解现有症状、预防复发和并发症作为主要治疗原则。

(2)NSAIDs治疗:根据文献报道,NSAIDs对AOSD往往效果不明显,有效率仅为20%~25%。其中,阿司匹林基本无效,丙酸衍生物类(布洛芬、奈普生、洛索洛芬)、吲哚酰酸类(吲哚美辛、舒林酸、阿西美辛)对少数患者有效。由于NSAIDs的有效率较低,因此单用NSAIDs药物治疗仅适用于症状较轻的患者,多数情况需要联合其他药物治疗。

(3)口服糖皮质激素治疗:中华风湿病学会关于成人Still病诊疗指南指出,糖皮质激素是目前治疗AOSD的主要药物。约80%的患者需应用糖皮质激素治疗,激素治疗有效率可达76%~95%,因此,对单用NSAIDs不起效、症状控制不好,或减量复发者,或有系统损害、病情较重者应积极使用糖皮质激素。发热、关节炎、皮疹等症状控制、炎症指标下降,病情稳定后,维持4~6周,可逐渐减量。减量方法为泼尼松剂量(或其他等效激素)≥40mg时,维持4~6周,病情稳定后,可以每隔1~2周减量5~10mg,如果泼尼松剂量(或其他等效激素)在20~40mg时,每1~2周减5mg。如果泼尼松(或其他等效激素)<20mg时,每2~3周减1~2.5mg。或采用隔日减量法,即每月隔日减2.5mg/d,最终为隔日服药。然后以最小有效量维持。

(4)甲泼尼龙冲击治疗:病情严重者可用甲泼尼龙冲击治疗。通常剂量500~1000mg/次,缓慢静滴,可连用3天。必要时1~3周后可重复,间隔期和冲击后继续口服泼尼松治疗,起始剂量为1mg/(kg·d),减药方式如前文所述。

激素与DMARDs药物联合治疗

对于用激素后仍不能控制发热或激素减量即复发者;或关节炎表现明显者应尽早加用DMARDs。使用DMARDs时,首选甲氨蝶呤(MTX),剂量为每周7.5~15mg。病情较轻者也可用羟基氯喹。对较顽固病例可考虑使用硫唑嘌呤、环磷酰胺及环孢素。使用环磷酰胺时,有冲击疗法及小剂量用法,两者相比较,冲击疗法副作用小。临床上还可根据病情在使用MTX时基础上联合使用其他DMARDs(表4-14)。

表 4-14 成人 Still 病用药策略

药物	剂量	作用时间	适用范围	副作用
NSAIDs 或阿司匹林（口服）	常规剂量	数小时	一线用药（有效率 20%）	上消化道溃疡、转氨酶升高、皮疹
泼尼松（口服）	0.5~1mg/（kg·d）	数小时	一线用药（有效率 60%~80%）	皮质类固醇依赖、感染、类固醇长期使用副作用
甲泼尼龙（静注）	500mg~1g/d×3 日或 15mg/（kg·d）×3 日	数小时	严重或威胁生命脏器受累病例	皮质类固醇依赖、感染、类固醇长期使用副作用
甲氨蝶呤（口服）	每周 2.5~15mg	4 周	二线用药、激素抵抗或依赖病例	肝酶异常、骨髓抑制、超敏性肺炎、感染
Anakinra（皮下）	100mg/d	2~12 周	三线用药、甲氨蝶呤难以耐受病例	一过性成人 Still 病加重、感染、注射部位反应
TNF 拮抗剂（皮下）（静注）	infliximab（静注）：每 8 周 3mg/kg etanercept（皮下注射）：每 7 日 50mg adalimumab（皮下注射）：每 14 日 40mg	2~12 周	三线用药、甲氨蝶呤难以耐受病例	感染
环孢素（口服）	2.5~3mg/（kg·d）	1~2 个月	难治性病例	高血压、肾功能衰竭、毛发增多
免疫球蛋白（静注）	0.4~2g/（kg·d）×2~5 日 1 个月 1 次共 6 个月	1~3 个月	难治性病例	

【禁忌证】

（1）**尽量避免使用糖皮质激素的情况**：对糖皮质激素类药物过敏；严重精神病史；癫痫；活动性消化性溃疡；新近胃肠吻合术后；骨折；创伤修复期；单纯疱疹性角、结膜炎及溃疡性角膜炎、角膜溃疡；严重高血压；严重糖尿病；未能控制的感染（如水痘、真菌感染）；活动性肺结核；较严重的骨质疏松；妊娠初期及产褥期；寻常型银屑病。

但是，若有必须用糖皮质激素类药物才能控制疾病，挽救患者生命时，如果合并上述情况，可在积极治疗原发疾病、严密监测上述病情变化的同时，慎重使用糖皮质激素类药物。

（2）**慎重使用糖皮质激素的情况**：库欣综合征、动脉粥样硬化、肠道疾病或慢性营养不良的患者及近期手术后的患者慎用。急性心力衰竭、糖尿病、有精神病倾向、青光眼、高脂蛋白血症、高血压、重症肌无力、严重骨质疏松、消化性溃疡病、妊娠及哺乳期妇女应慎用，感染性疾患必须与有效的抗生素合用，病毒性感染患者慎用；儿童也应慎用。

【注意事项】

1）预防激素的副作用：①骨质疏松：需要长期使用糖皮质激素治疗的患者，及时补充钙剂及维生素 D，同时应注意补充抗骨质疏松的相关药物，如抑制破骨细胞的二磷酸盐、调整钙、磷代谢制。②消化道出血：糖皮质激素可诱发消化性溃疡，对有该类病史的患者应该慎重选用激素。在使用糖皮质激素过程中，应加用质子泵抑制剂和胃黏膜保护剂，并适当减少剂量和缩短疗程。糖皮质激素与非甾体抗炎药合用时，胃肠道风险加倍，应相对选用选择性 COX-2 抑制剂。③感染：长期使用激素可抑制机体免疫反应，应注意预防感染发生。

2）不同 AOSD 患者病情、病程呈多样性，反应本病的异质性。少部分患者一次发作缓解后不再发作，有自限倾向。80% 的患者缓解后易反复发作。还有慢性持续活动的类型，最终出现慢性关节炎，有软骨和骨质破坏，似类风湿关节炎样进展。因此，在本病的随访过程中，应密切观察患者临床症状和实验室指标变化，及时发现疾病的并发症，防范可能出现的脏器损害，合理应用糖皮质激素，必要时联合 DMARDs 药物治疗。对于难治性、易复发的 AOSD，可采用静脉输注丙种球蛋白或生物治疗等方案。

（崔贝贝）

参考文献

1. 王来远.成人斯蒂尔病诊治指南（草案）.中华风湿病学杂志，2004，8（1）：54-55.

2. Fautrel B.Adult-onset still disease.Best Pract Res Clin Rheumatol，2008，22（5）：773-792.

3. Kontzias A，Efthimiou P.Adult-onset Still's disease：pathogenesis，clinical manifestations and therapeutic advances，Drugs，2008，68（3）：319-337.

4.10　IgG$_4$ 相关性疾病

【病例】

患者男性，59 岁，因"全身皮肤黄染 3 年，口干、眼干伴腮腺及泪腺肿大 2 年"入院。3 年前，患者出现进行性巩膜及全身皮肤黄染，伴瘙痒；小便呈深黄色，大便呈白色陶土样；腹部 CT 提示"胰头癌"。行胰腺、十二指肠切除术（Whipple 手术），病理检查示：慢性纤维化胰腺炎、胆管炎。出院后，患者碱性磷酸酶（ALP）、γ-谷氨酰转移酶（GGT）水平持续升高，伴双眼突出、泪腺及腮腺肿大。于消化科及眼科就诊，给予熊去氧胆酸及泼尼松治疗，症状缓解，但 ALP、GGT 水平仍轻度升高。2 年前，患者出现口干、眼干、哭时无泪，伴反复发作的双侧腮腺无痛性肿大、夜尿增多。实验室检查示：抗核抗体（ANA）阳性，抗 SSA 及抗 SSB 抗体阴性，类风湿因子（RF）、C-反应蛋白（CRP）及红细胞沉降率（ESR）均升高。唇腺活检示：淋巴细胞灶性浸润。考虑为"干燥综合征"。中药治疗 3 个月后，症状无明显缓解。患者的精神、食欲可，睡眠欠佳。体格检查：神志清楚，对答切题，颌下可触及一个直径约 1cm 的淋巴结，无明显压痛。双侧腮腺肿胀、无明显压痛，腮腺导管口无溢液及溢脓。心、肺查体未见明显异常。腹正中线处可见一个长约 20cm 的暗红色瘢痕。全身关节无压痛、肿胀及活动

受限,双下肢无水肿。辅助检查示血及便常规正常。尿常
规示,潜血 +。生化检查示,GGT 81U/L↑,ALP 260U/L↑,
肌酐 171μmol/L↑,二氧化碳结合力 15.2mmol/L↓,血
糖 7.33mmol/L↑。甲状腺功能检查示,游离三碘甲状腺
原氨酸 3.38pmol/L↓,三碘甲状腺原氨酸 43.67ng/dl↓,
促甲状腺素 0.317μIU/ml↓,抗甲状腺过氧化物酶抗体
68.7IU/ml↑。24 小时尿蛋白定量 1.58g/d↑。尿渗透压↓,
尿酸化功能↓,肾小管蛋白三项↑。肿瘤常规示,癌抗
原 19~957.3kU/L↑。血气分析示,酸碱度 7.383,碳酸根
21.6mmol/L↓。免疫学检查示,IgG 37g/L↑,血清总 IgE
1017IU/ml↑,补体 C3 0.6g/L↓,补体 C4 0.1g/L↓;κ 轻链
为 3560mg/dl↑,λ 轻链为 1430mg/dl↑;蛋白电泳示,α_2-
球蛋白 4.2%↓,γ- 球蛋白 44.6%↑,白蛋白 / 球蛋白为
0.58↓;RF 38.2IU/ml↑,CRP 9.1mg/L↑,ESR 103mm/h↑,
ANA 为 1:100,抗 SSA 及抗 SSB 抗体均为阴性。自身免
疫性肝炎检查结果正常。腹部超声示,肝脏轻度不均质改
变,门脉矢状部及右前支附壁血栓;双肾轻度弥漫性病变,
左肾实性结节。腮腺超声示,双侧腮腺肿大并存在弥漫病
变,左颌下腺轻度弥漫性病变。甲状腺彩超示,右叶囊实
性小结节及多发淋巴结肿大。唇腺活检示,部分腺体结构
破坏与萎缩,大量淋巴浆细胞浸润。腺体组织免疫组化示,
IgG_4<10 个 / 高倍镜,IgG_4/IgG<10%。

【疾病概述】

　　IgG_4 相关性疾病(IgG_4-related disease)是一种慢性、
全身性自身免疫性疾病。该病在 2001 年,由日本学者首
先发现自身免疫性胰腺炎与 IgG 阳性浆细胞具有相关性;
2003 年,日本学者 Kamisawa 首先提出 IgG_4 相关性疾病概
念。近年来该疾病概念得到了国际社会的广泛认可许多国
家开展了相关的临床研究,并于 2010 年在 Autoimmun
Rev 杂志上宣布该种疾病的诞生。

　　该病的临床特征包括肿瘤样增生、席纹状纤维化、大
量 IgG_4 阳性淋巴细胞浸润、血清 IgG_4 水平显著升高等。
该病以男性多见(62%~83%),且发病年龄多在 50 岁以上,
该病女性患者表现类似的其他自身免疫病如干燥综合征、
原发性胆汁性肝硬化等。目前尚无确切 IgG_4 相关疾病发

4

病率的报道（表 4-15）。

表 4-15　IgG$_4$ 相关疾病

已知疾病	影响器官	已知疾病	影响器官
Mikulicz 综合征	唾液腺和泪腺	AIP I 型	胰腺
kuttner 肿瘤	下颌下腺	硬化性胆管炎	胆管
嗜酸性血管中心性纤维化	眼眶、甲状腺、腹膜后、纵隔及其他组织	非结石硬化性胆囊炎	胆囊
炎性假瘤	眼眶、肺、肾及其他	肝内胆管硬化、肝炎、肝硬化等	肝脏
纵隔纤维化	纵隔	硬化性乳腺炎	乳房
腹膜后纤维化	腹膜后	前列腺炎	前列腺
主动脉周围炎	主动脉	硬化性脑膜炎、垂体炎	中枢神经
炎症性腹主动脉瘤	腹主动脉	淋巴结肿大	淋巴结
特发性低补体肾间质小管肾炎	肾间质	炎性假瘤、间质肺炎	肺脏

【糖皮质激素治疗适应证及给药方案】

（1）治疗原则：IgG$_4$ 相关疾病仍缺乏统一的治疗标准。根据现有研究提示，糖皮质激素应作为治疗的首选用药。

（2）给药方案：推荐采用每日口服激素疗法。以泼尼松为例，推荐起始剂量为 0.6mg/（kg·d），维持治疗 2~4 周，在 3~6 个月内逐渐减量至 5mg/d，然后 2.5~5mg/d 维持治疗 3 年，但也有学者建议在 3 个月内停用糖皮质激素。

（3）腺体肿胀治疗：有研究报道 64 例以唾液腺、泪腺肿胀为主要表现的 IgG$_4$ 相关性疾病患者。其中，有 25 例患者，使用泼尼松的起始剂量为 10~30mg/d，13 例有多个器官组织并发症患者的起始剂量为 40~60mg/d。另有 26 例或因症状轻微或拒绝激素治疗而未进行激素治疗。经激素治疗后临床症状和体征都有了显著改善。但有 15 例患者由于糖皮质激素早期减量或不能维持治疗而导致病情复发。最终,大多数患者选择 2.5~10mg/d 泼尼松维持治疗。

（4）硬化性胆管炎治疗:IgG_4 相关性硬化性胆管炎病例报道 53 例,激素治疗 30 例,平均随访 29.5 个月;手术治疗 18 例,平均随访 58 个月;保守治疗 5 例,平均随访 35 个月,53% 的患者停用激素后复发,44% 的患者手术后复发。

（5）IgG4 相关肾病治疗:根据自身免疫性胰腺炎治疗经验,有学者建议泼尼松起始剂量为 30~40mg/d,每 1~2 周减量 5mg,直至 5mg/d 维持;若病情反复,则泼尼松恢复至起始剂量并可加用其他免疫抑制剂。

（6）IgG4 相关胰腺炎治疗:目前无确实的循证医学证据,有研究者推荐 0.5~0.6mg/(kg·d),维持治疗 2~4 周,病情稳定后每 2 周减少 10%,然后以 10mg/d 维持至少 3 个月,2.5~7.5mg/d 维持 6 个月到 3 年不等。

【病例分析】

结合患者病史、体征及辅助检查,考虑诊断 IgG4 相关性疾病。静脉给予甲泼尼龙 40mg/d,2 周后调整为泼尼松 40mg/d,联合甲氨蝶呤（10mg qw）,患者症状好转出院。

【禁忌证】

（1）尽量避免使用糖皮质激素的情况:对糖皮质激素类药物过敏;严重精神病史;癫痫;活动性消化性溃疡;新近胃肠吻合术后;骨折;创伤修复期;单纯疱疹性角、结膜炎及溃疡性角膜炎、角膜溃疡;严重高血压;严重糖尿病;未能控制的感染(如水痘、真菌感染);活动性肺结核;较严重的骨质疏松;妊娠初期及产褥期;寻常型银屑病。

但是,若有必须应用糖皮质激素类药物才能控制疾病,挽救患者生命时,如果合并上述情况,可在积极治疗原发疾病、严密监测上述病情变化的同时,慎重使用糖皮质激素类药物。

（2）慎重使用糖皮质激素的情况:库欣综合征、动脉粥样硬化、肠道疾病或慢性营养不良的患者及近期手术后的患者慎用。急性心力衰竭、糖尿病、有精神病倾向、青光眼、高脂蛋白血症、高血压、重症肌无力、严重骨质疏松、消化性溃疡病、妊娠及哺乳期妇女应慎用,感染性疾患必须与有效的抗生素合用,病毒性感染患者慎用;儿童也应慎用。

【注意事项】

(1)糖皮质激素对绝大多数患者非常有效,尤其是在初始治疗阶段,但复发也很常见,在减药过程中应密切观察临床表现、血清学及影像学改变,规律减药至能够维持疗效的最小剂量。可联合免疫抑制剂治疗,可以联合的免疫抑制剂包括硫唑嘌呤、吗替麦考酚酯或甲氨蝶呤。必要时可对于复发或难治性 IgG_4 相关性疾病,可采用 B 细胞清除治疗(利妥昔单抗)。

(2)IgG_4 相关性疾病可以表现为急进性或亚急进性进展,短期内可引起严重的器官功能不全,甚至衰竭。因此,存在内脏受累的患者,一经诊治需积极治疗,尽可能保护脏器功能;但并非所有 IgG_4 相关性都需要积极治疗,如 IgG_4 相关性淋巴病进展缓慢,通常没有任何症状,可以随访观察。具体治疗方案,应根据患者自身情况,个体化选择。

(3)预防激素副作用。①骨质疏松:需要长期使用糖皮质激素治疗的患者,及时补充钙剂及维生素 D,同时应注意补充抗骨质疏松的相关药物,如抑制破骨细胞的二磷酸盐、调整钙、磷代谢制。②消化道出血:糖皮质激素可诱发消化性溃疡,对有该类病史的患者应该慎重选用激素。在使用糖皮质激素过程中,应加用质子泵抑制剂和胃黏膜保护剂,并适当减少剂量和缩短疗程。糖皮质激素与非甾体抗炎药合用时,胃肠道风险加倍,应相对选用选择性 COX-2 抑制剂。③感染:长期使用激素可抑制机体免疫反应,应注意预防感染发生。

(崔贝贝)

参考文献

1. Kamisawa T, Funata N, Hayashi Y, et al. A new clinicopathological entity of IgG_4-related autoimmune disease. J Gastroenterol, 2003, 38 (10):982-984.

2. Tsubata Y, Akiyama F, Oya T, et al. IgG_4-related chronic

tubulointerstitial nephritis without autoimmune pancreatitis and the time course of renal function.Intern Med,2010,49(15):1593-1598.

3. Stone JH,Khosroshahi A,Deshpande V,et al.IgG₄-related systemic disease accounts for a significant proportion of thoracic lymphoplasmacytic aortitis cases.Arthritis Care Res(Hoboken),2010,62(3):316-322.

4. Takahashi N,Kawashima A,Fletcher JG,et al.Renal involvement in patients with autoimmune pancreatitis:CT and MR imaging findings.Radiology,2007,242(3):791-801.

5. Kamisawa T,Shimosegawa T,Okazaki K,et al.Standard steroid treatment for autoimmune pancreatitis.Gut,2009,58(11):1504-1507.

6. Khosroshahi A,Bloch DB,Deshpande V,et al.Rituximab therapy leads to rapid decline of serum IgG₄ levels and prompt clinical improvement in IgG₄-related systemic disease.Arthritis Rheum,2010,62(6):1755-1762.

4.11　脊柱关节炎

　　脊柱关节炎(spondyloarthropathies,SpA)是一组相互关联的侵犯脊柱、外周关节和关节周围结构的多系统炎性疾病,包括强直性脊柱炎(ankylosing spondylitis,AS)、反应性关节炎(reactive arthritis,ReA)与赖特综合征(Reiter's syndrome,RS)、银屑病关节炎(psoriatic arthritis,PsA)、炎性肠病性关节炎(inflammatory bowel disease arthritis,IBDA)、幼年发病的脊柱关节病(juvenile spondyloarthropathy)以及未分化脊柱关节病(undifferentiated spondyloarthropathy,uSpA)。其临床特点为:①血清 RF 阴性;②伴或不伴脊柱炎的骶髂关节炎;③非对称性外周关节炎;④附着点病变;⑤不同程度的家族聚集倾向;⑥与 HLA-B27 呈不同程度的相关;⑦临床表现常相互重叠。总的来说,因为糖皮质激素不能改变病程和延缓病情进展,且副作用较大,所以不提倡长期使用激素治疗该类疾病。但在顽固性肌腱端病、持续性滑膜炎和急性前色素膜炎时可局部应用糖皮质激素。另外,在 DMARIDs 药物生效之前,可小剂量口服泼尼松(7.5mg/d)作为"桥梁"治疗,尽快控制症状。

(一)强直性脊柱炎

【病例】

患者男性,27 岁,因"反复腰背部疼痛 3⁺ 年,双膝关节肿痛 1 个月,双眼充血、畏光 4 天"入院。3⁺ 年前,患者无明显诱因逐渐出现腰背部和骶髂部疼痛、僵硬,半夜痛醒,翻身困难,晨起或久坐后起立时腰部发僵明显,活动后减轻;时感臀部钝痛,咳嗽、打喷嚏、突然扭动腰部疼痛可加重,未予治疗;1 个月前,患者无明显诱因出现双膝关节肿痛,活动困难,伴双侧足跟疼痛,于当地医院治疗不详,症状无缓解。4 天前,患者双眼充血、畏光,伴双眼疼痛,无视力下降、流泪等。入院查体:患者神志清楚,对答切题,轻度贫血貌,双眼球结膜充血,畏光。心肺无异常,肝脾未扪及,腹部无异常。专科查体见:患者双膝关节肿胀,压痛明显,皮温不高。双足跟肿胀,压痛明显。骶髂关节和椎旁肌肉压痛,腰椎前凸变平,脊柱活动轻度受损,胸廓扩展范围缩小(1.5cm);枕壁试验(−);Schober 试验 3cm。骨盆按压试验(+);双侧 Patrick 试验(下肢 4 字试验)(+)。入院后辅助检查示血沉 75mm/h,C- 反应蛋白 43mg/L,Hb 115g/L,HLA-B27(+),类风湿因子(−),ANA(−),ENA 抗体谱(−)。左膝关节液检查示颜色浑浊、黏度和黏蛋白凝集试验均降低,白细胞计数 $20.0 \times 10^9/L$,以多叶核粒细胞为主,细菌培养无细菌生长。骨盆 X 线片提示双侧骶髂关节软骨下骨缘模糊,骨质破坏,关节间隙模糊,骨密度增高。腰椎 X 线片提示生理弯曲消失,骨桥形成,部分椎体呈"竹节样"改变。骶髂关节 CT 示:双侧骶髂关节关节间隙狭窄,髂骨面见骨质破坏,符合骶髂关节炎改变。

【疾病概述】

强直性脊柱炎(AS)是一组慢性炎症性疾病,主要侵犯骶髂关节、脊柱、脊柱旁软组织和外周关节并可伴发关节外表现,严重者可发生脊柱畸形和强直。强直性脊柱炎的病理标志和早期表现之一为骶髂关节炎,肌腱端病为其特征之一。

治疗原则:该病目前无根治方法,治疗目标是通过非药物、药物和手术等手段,缓解疼痛和僵硬症状,控制或减轻炎症,防止脊柱或关节变形,从而改善和提高患者生活质量。

【糖皮质激素适应证】

一般不推荐长期全身应用糖皮质激素治疗 AS,主要以局部应用为主,少数研究应用甲泼尼龙冲击疗法控制重症患者。①对全身用药效果不好的顽固性外周关节(如膝关节)炎或积液患者,可行关节腔内注射糖皮质激素治疗。②顽固性肌腱端病和持续性滑膜炎可能对局部糖皮质激素治疗的反应较好。③眼前色素膜炎可通过扩瞳和糖皮质激素滴眼治疗得到较好控制,但难治性虹膜炎可能需要全身用糖皮质激素或免疫抑制剂治疗。④对顽固性的骶髂关节痛患者可行 CT 引导下的骶髂关节内注射糖皮质激素治疗。

给药方案:①关节腔内注射:膝、踝、肩、腕、掌指关节、指间关节、跖趾关节、颞颌关节等都可以进行糖皮质激素关节腔内注射。关节腔内注射多选择长效糖皮质激素,如复方倍他米松(得宝松)、曲安奈德、利美达松等。激素用量与关节大小及疾病活动程度相关,以得宝松为例,大关节(膝、腰、肩)用 1~2ml;中关节(肘、腕、踝)用 0.5~1ml;小关节(脚、手、胸)用 0.25~0.5ml。②糖皮质激素封闭治疗。一般采用曲安奈德、倍他米松、醋酸泼尼松龙等药物,局部注射至腱鞘内,剂量为 0.5~1ml,根据注射部位情况调整。③眼色素膜炎激素治疗:重症和急性期患者有前房纤维渗出者,眼周注射给药,地塞米松 2~3mg,每日或隔日 1 次,含糖皮质激素眼药水及双氯芬酸钠眼药水频点;症状较轻者,含糖皮质激素眼药水及双氯芬酸钠眼药水频点。

少数研究指出,重症 AS 患者,NSAIDs 难以控制时,可给予口服激素(泼尼松 20~30mg/d),甚至采用甲泼尼龙 15mg/(kg·d)冲击治疗,冲击治疗疗程 3 天,应尽快减量,预防激素副作用。

【病例分析】

患者青年男性,有典型炎性腰背痛表现,伴有肌腱附着点炎,HLA-B27 炎性,影像学见椎体变形及双侧骶髂关节炎改变。根据现有资料,符合 AS 诊断。治疗上,给予联用 NSAIDs、生物制剂、柳氮磺吡啶治疗。患者双膝关节给予激素关腔内注射(曲安奈德 1ml),双眼色素膜炎给予含激素成分的眼药水(百力特)频点。

(二)反应性关节炎

【病例】

患者女性,27 岁,因"尿频、尿急、尿痛 1 个月,双臀区疼痛 10[+] 天"入院。1 个月前,患者外出旅游后感尿频、尿急、尿痛,无腰痛、发热、腹痛腹泻等,自服药物治疗(具体不详),症状缓解。10[+] 天前,患者无明显诱因出现双臀区疼痛,为对称性疼痛,疼痛剧烈,活动后稍有减轻,伴双眼结膜充血、痒感。入院查体:双眼球结膜、睑结膜充血明显,无口腔溃疡及皮疹,心肺检查正常,肝脾未扪及,腹部未见异常。全脊柱无扣、压痛。骨盆按压试验(+);双侧 Patrick 试验(下肢 4 字试验)(+)。患者站立困难,Schober 试验不能完成。入院后辅助检查示白细胞计数 13.0×10^9/L;C- 反应蛋白(CRP)27mg/L,红细胞沉降率(ESR)50mm/h;RF、ANA、抗 CCP 抗体、AKA(−),HLA-B27(+)。骶髂关节 CT 示双侧骶髂关节面模糊,双侧骶髂关节炎改变。骶髂关节增强 MRI 示双侧骶髂关节,髂骨面长 T1、T2 信号。

【疾病概述】

反应性关节炎是一组继发于身体其他部位感染后出现的无菌性炎性关节疾病,细菌、病毒、衣原体、支原体或螺旋体等微生物感染后均可引起反应性关节炎,临床上较常见的类型包括非淋病性尿道炎后发病型、细菌性腹泻后发病型、链球菌感染后发病型和结核性风湿症(即 Poncet 病,也称为结核变态反应性关节炎)等。

【糖皮质激素治疗反应性关节炎的原则】

①对 NSAID 不能缓解症状的个别患者可短期使用口服糖皮质激素治疗,但因不能阻止疾病发展,一般不主张全身用药。②外用糖皮质激素和角质溶解剂治疗对溢脓性皮肤角化症有益。③对单关节炎患者可选择长效糖皮质激素关腔内注射治疗,以暂时缓解膝关节和其他关节的肿胀症状。④对足底筋膜或跟腱滑囊引起的疼痛和压

痛可局部注射糖皮质激素治疗。

给药方案见 AS 治疗。

【病例分析】

结合患者病史,查体及辅助检查特点,考虑患者反应性关节炎可能。使用口服双氯芬酸钠 75mg/d 治疗后症状反复,加用泼尼松 5mg 早晚各 1 次治疗后,患者症状好转出院。

(三)银屑病关节炎

【病例】

患者男性,62 岁,因"反复全身皮疹伴鳞屑 3 年,关节疼痛 10^+ 个月"入院。3 年前,患者逐渐出现头皮及四肢泛发的斑丘疹,形态不规则,皮疹表面可见银白色鳞屑,在当地医院诊断为"银屑病",经治疗后可好转,但在病程中反复发作。10^+ 个月前患者开始出现左手第 2、3 指及右手第 3 指远端指间关节疼痛、肿胀,伴有右侧足跟疼痛,于当地医院就诊,给美洛昔康等药物治疗症状无缓解,为求进一步治疗入院。入院查体:神志清楚,对答切题。心肺查体正常,肝脾未触及;头皮及四肢伸侧皮疹广泛,呈钱币状或不规则状,皮疹表面覆盖丰富银白色鳞屑,去除鳞屑后为发亮的薄膜、除去薄膜可见点状出血;左手第 2、3 指及右手第 3 指远端指间关节红肿似腊肠样,压痛明显,双手近端指间关节、左踝关节及右侧足跟有轻压痛。C- 反应蛋白(CRP)54mg/L,红细胞沉降率(ESR)75mm/h。RF、ANA、抗 CCP 抗体(−),HLA-B27(+)。双手 X 线显示左手第 2、3 指及右手第 3 指远端指间关节破坏,近端指骨变尖,远端指骨骨性增生呈"带帽铅笔"样畸形。

【疾病概述】

银屑病关节炎是一种与银屑病相关的炎性关节疾病,具有银屑病皮疹以及关节和周围软组织疼痛、肿胀、压痛、僵硬和运动障碍等表现,部分患者还有骶髂关节炎和(或)脊柱炎,病程迁延、易复发,晚期可能关节强直而致残废。

【糖皮质激素治疗银屑病关节炎的原则】

①全身用糖皮质激素仅适用于重症患者且 NSAIDs 不能控制时,但因不良反应大、突然停用可诱发严重银屑

病和停用后易复发,故一般不选用且不长期使用。但也有学者认为,小剂量糖皮质可缓解患者症状并在抗风湿药起效前起到"桥梁"作用。②关节腔内注射长效糖皮质适用于急性单关节或少关节炎型患者,但不应频繁使用(1年内不宜超过3次)并应避开皮损处注射,否则除易并发感染外还可导致发生类固醇晶体性关节炎。对病情稳定期顽固的局限性皮损可以配合外用GC,能使皮损较快消退。

给药方案见AS治疗。

【病例分析】

结合患者病史,查体及辅助检查,考虑银屑病关节炎诊断。患者多关节肿痛,炎症指标显著升高,NSAIDs药物不能缓解,遂给予泼尼松5mg早晚各1次治疗,症状缓解后停药。同时联用甲氨蝶呤(10mg qw)和柳氮磺吡啶(0.25g tid)。

(四)未分化脊柱关节病

【病例】

患者男性,27岁,因"反复腰背痛、足跟痛1年,加重1个月"入院。1年前,患者无明显诱因出现腰背部及臀部疼痛,晨起后有僵硬感,脊柱活动度减小,并出现双侧足跟交替疼痛,使用非甾体药物可缓解。1个月前,患者腰背痛症状加重,伴左足跟肿胀,为求进一步治疗入院。入院查体:生命体征平稳,神志清楚,对答切题,心肺无异常,肝脾未扪及。脊柱活动轻度受限,胸廓扩展范围3.5cm;枕壁试验(-);Schober试验5.5cm。骨盆按压试验(-);双侧Patrick试验(下肢4字试验)(-)。左足跟肿胀,皮温不高,压痛明显,左踝活动受限。入院后辅助检查:血沉12mm/h,C-反应蛋白3mg/L,HLA-B27(+),类风湿因子(-),ANA(-),ENA抗体谱(-)。脊柱及骶髂关节X线片及CT未见异常。左踝关节彩超示:左踝关节腱鞘炎。

【疾病概述】

未分化脊柱关节病为一组符合欧洲脊柱关节病研究组和(或)Amor标准,但不满足强直性脊柱炎、反应性关节炎(包括赖特综合征)、银屑病关节炎和肠病性关节炎各诊断标准的脊柱关节疾病,临床表现常为关节炎、肌腱端炎或炎性腰背痛等,可伴有虹膜炎、口腔溃疡等关节外表现。

【糖皮质激素治疗未分化脊柱关节病的原则】

①一般不主张口服或经静脉使用糖皮质激素,但难治性虹膜炎可能需要全身用糖皮质激素或免疫抑制剂治疗。②对眼色素膜炎可通过扩瞳和糖皮质激素滴眼得到较好控制。③对外周关节炎可行关节腔内注射糖皮质激素治疗。④对顽固性的骶髂关节痛患者,采用 CT 引导下的骶髂关节内注射糖皮质激素治疗可缓解症状、减少 NSAID的使用。

给药方案见 AS 治疗。

【病例分析】

根据患者的病史,查体及辅助检查,考虑未分化脊柱关节炎可能。患者对于 NSAIDs 反应较好,给予双氯芬酸 75mg/d,左足跟腱鞘内注射醋酸泼尼松龙 0.5ml×1 次。患者关节疼痛症状缓解出院。

(五)炎性肠病性关节炎

【病例】

患者女性,44 岁,因“腹痛、血便、黏液脓血便 3 年,关节疼痛 2 年”入院。3 年前,患者无明显诱因逐渐出现腹痛,以中下腹部为主,伴血便及黏液脓血便,上述症状反复发作,在当地医院用抗生素治疗效果不佳。2 年前先后出现左肘关节、左膝、双踝关节疼痛,呈游走性,并出现腰背部疼痛,僵硬,使用芬必得等非甾体抗炎药可缓解。查体:心肺未见异常;肝脾未扪及,腹部平软,中下份压痛明显,未扪及包块,肠鸣音较活跃。辅助检查示白细胞总数 $12.5×10^9$/L,急性期反应物,C-反应蛋白(CRP)17mg/L,红细胞沉降率(ESR)30mm/h,RF、ANA(-),pANCA(+),HLA-B27(+)。骶髂关节 CT 提示单侧骶髂关节间隙狭窄、关节面模糊。肠镜符合溃疡性结肠炎改变。

【疾病概述】

炎性肠病性关节炎是一种肠病性关节炎(肠病和关节疾病之间存在直接因果关系),属脊柱关节疾病,是指溃疡性结肠炎和克罗恩病(Crohn's disease)引起的关节炎的统称。

【糖皮质激素治疗炎性肠病性关节炎的原则】

口服糖皮质激素可缓解滑膜炎，但对中轴关节症状无效。只有当确有必要用来控制肠道疾病时，才可使用全身用糖皮质激素。

给药方案见 AS 治疗。

【病例分析】

根据患者病史，查体及辅助检查特点，考虑炎性肠病性关节炎。患者对于 NSAIDs 反应较好，症状较轻，给予双氯芬酸钠 75mg、每天 1 次，联用柳氮磺吡啶 0.25g、每天 3 次治疗，患者症状缓解出院。本案患者无使用糖皮质激素指征。

【禁忌证】

（1）尽量避免使用糖皮质激素的情况：对糖皮质激素类药物过敏；严重精神病史；癫痫；活动性消化性溃疡；新近胃肠吻合术后；骨折；创伤修复期；单纯疱疹性角、结膜炎及溃疡性角膜炎、角膜溃疡；严重高血压；严重糖尿病；未能控制的感染（如水痘、真菌感染）；活动性肺结核；较严重的骨质疏松；妊娠初期及产褥期；寻常型银屑病。

（2）慎重使用糖皮质激素的情况：库欣综合征、动脉粥样硬化、肠道疾病或慢性营养不良的患者及近期手术后的患者慎用。急性心力衰竭、糖尿病、有精神病倾向、青光眼、高脂蛋白血症、高血压、重症肌无力、严重骨质疏松、消化性溃疡病、妊娠及哺乳期妇女应慎用，感染性疾患必须与有效的抗生素合用，病毒性感染患者慎用；儿童也应慎用。

局部应用激素禁忌证：关节腔内注射应避免感染性关节炎、穿刺部位及全身感染、严重的关节损伤、应用抗凝药物患者。局部眼部应用激素应排除细菌及病毒感染。

【注意事项】

（1）腱鞘内注射糖皮质激素时，必须注意避免直接跟腱内注射，否则易引起跟腱断裂。

（2）激素的副作用及预防 ①骨质疏松：需要长期使用糖皮质激素治疗的患者，及时补充钙剂及维生素 D，同时应注意补充抗骨质疏松的相关药物，如抑制破骨细胞的二磷酸盐、调整钙、磷代谢制。②消化道出血：糖皮质激素可诱发消化性溃疡，对有该类病史的患者应该慎重选用激素。在使用糖皮质激素过程中，应加用质子泵抑制剂和胃黏膜保护剂，并适当减少剂量和缩短疗程。糖皮质激素与非甾体抗炎药合用时，胃肠道风险加倍，应相对选用选择性 COX-2 抑制剂。③感染：长期使用激素可抑制机体免疫反应，应注意预防感染发生。④糖皮质激素的长期使用可能诱发青光眼、白内障发生，对合并眼部损伤的患者应慎重选药。

（崔贝贝　尹　耕）

参考文献

1. 陈灏珠.实用内科学.第 14 版.北京：人民卫生出版社，2013.

2. 中华医学会风湿病学分会.强直性脊柱炎诊治指南（草案）.中华风湿病学杂志，2003，7（10）：641-644.

3. Zochling J.Assessment and treatment of ankylosing spondylitis：current status and future directions.Curr Opin Rheumatol，2008，20：398-403.

4. Sigal LH.Update on reactive arthritis.Bull Rheum Dis，2001，50（4）：1-4.

4.12　幼年特发性关节炎

【病例】

患者男性，14 岁，因"发热伴全身多关节肿痛 2 个月，加重 10$^+$ 天"入院。2 个月前，患儿无明显诱因出现发热，体温达 38.5℃，伴双腕、双踝、双手掌指关节肿痛，无寒战、惊厥，无咽痛、咳嗽，无腹痛、腹泻，于当地医院就诊，给予"退热药"（具体不详），继续治疗 6 天，症状控制差。10$^+$ 天前，患者再次出现发热，伴双腕关节肿胀，当地医院抗感染治疗无效，为求进一步治疗入院。入院查体：生命体征平稳，全身皮肤无黄染、皮疹及出血点。颈部可触及数个肿大的淋巴结，1.5cm × 1.5cm 大小，活动度好，全身其余浅表淋巴结未肿大。双肺呼吸音粗，未闻及干、湿啰音，心率 120 次 / 分，心音有力，律齐，未闻及杂音。腹平软，无触痛，肝肋下 3cm,质软,脾未及,移动性浊音阴性。双腕、双踝、双手掌指关节肿胀,压痛。四肢肌力、肌张力正常,深浅反射正常引出,巴氏征、布氏征、双侧克氏征均阴性。入院后辅助检查示血常规 WBC 21.9 × 10⁹/L,N 81.6%,Hb129g/L,血小板 120 × 10⁹/L,肝肾功能正常。大小便常规正常。血沉 70mm/h,ASO 阴性,类风湿因子(RF)阴性,ANA(-),抗 dsDNA(-),补体 C3、C4 正常,TORCH、EBV 病毒筛查(-),胸部 CT、腹部 B 超等检查未见异常。关节超声见双腕关节积液。骨穿检查、腰穿未见异常。

【疾病概述】

国际风湿病联盟(ILAR)将一组原因不明的于 16 周岁之前发病,症状持续 6 周以上,并排除其他原因的关节炎定义为幼年特发性关节炎(juvenileidiopathicarthritis,JIA)。该病的发病率约为 1/1000,其症状常持续至成年,并可能导致严重的长期健康障碍,包括躯体残疾。近年来关于 JIA 治疗措施虽已取得重大进展,极大提高了患儿中、短期疗效,但远期预后仍较差。

根据国际风湿联盟(ILAR)2001 年制定的分类标准,JIA 分为 7 种亚型,包括全身型、多关节炎型(RF 阴性)、多关节炎型(RF 阳性)、少关节型(持续型、扩展型)、银屑病性关节炎、与附着点炎症相关的关节炎、其他关节炎。

表 4-16　幼年特发性关节炎分型

美国风湿病学会(ACR)1987 年	国际风湿病联盟(ILAR)2001 年	美国风湿病学会(ACR)2011 年
全身型	全身型	≤4 个关节炎组
多关节型(RF 阴性、阳性)	多关节炎型(RF 阴性)	≥5 个关节炎组
少关节型	多关节炎型(RF 阳性)	全身型关节炎具有全身症状组(无关节炎症状)
	少关节炎型(持续型、扩展型)	全身型关节炎具有关节炎症状组(无全身症状)
	银屑病性关节炎	
	与附着点炎症相关的关节炎	
	其他关节炎	骶髂关节炎组

【糖皮质激素治疗适应证及给药方案】

（1）治疗原则：JIA 的治疗以消炎、止痛、缓解临床症状，保护脏器功能，控制合并症为目的。传统治疗药物包括 NSAIDs、DMARDs 及糖皮质激素。2011 年美国风湿病学会（ACR）参照最近制定的慢作用药物（DMARDs）在类风湿关节炎（RA）应用和糖皮质激素诱导性骨质疏松的治疗指南，制定关于 JIA 的治疗建议，建议内容涉及 NSAIDs，关节腔糖皮质激素注射，非生物类 DMARDs，生物类 DMARDs 和对全身型关节炎的系统症状进行激素治疗。

值得注意的是，该建议摒弃既往 ILAR 分组过于复杂、缺乏临床实用性的弊端，提出以"治疗组别"替代 ILAR 关于 JIA 疾病分类标准。由于"全身型关节炎"的临床表现过于复杂，难以改善，该建议将全身型关节炎分为活动性全身症状组和活动性关节炎组。ACR 在该建议中提出了将 JIA 分为 5 个治疗组别：≤4 个关节炎组、≥5 个关节炎组、全身型关节炎具有全身症状组（无关节炎症状）、全身型关节炎具有关节炎症状组（无全身症状）、骶髂关节炎组，并分别描述了这 5 个组别预后不良的临床表现以及疾病活动水平的评估标准。

（2）糖皮质激素适应证：糖皮质激素用于全身型关节炎具有全身症状组（无关节炎症状）或伴虹膜睫状体炎者。主要用药指征为全身型的高热、浆膜炎和巨噬细胞活化综合征，或作为 DMARDs 起效前的过渡药物。

（3）给药方案：一般用泼尼松 $1\sim2mg/(kg\cdot d)$，每日 $1\sim2$ 次，临床症状缓解、炎症指标趋于正常后，逐渐减量，通常疗程为 $2\sim4$ 周，最长不超过 3 个月。

在 ACR 的诊疗建议中明确指出，关节腔内注射糖皮质激素（IAS）和 MTX 为活动性关节炎的普遍适用的局部疗法。IAS 适用于不同类型的活动性关节炎，所使用的药物必须是曲安奈德，该种药物已被证明疗效优异，每次注射后疗效应至少持续 4 个月，4 个月后可按需反复多次（1 年内不超过 3 次，每次间隔 $3\sim4$ 个月），如无效或疗效小于 4 个月往往提示需要增强全身系统性治疗药物。

（4）甲泼尼龙冲击疗法：全身型 JIA 患儿表现为重要脏器受累（如浆膜炎）、严重多关节肿痛、活动严重受限甚至关节强直、ESR 明显增快、病程长（超过 3 个月）时可给予甲泼尼龙静脉冲击疗法。使用剂量为 10~15mg/(kg·d)，疗程为 3 天，随后调整为泼尼松口服治疗，口服治疗剂量一般为 0.5~1mg/(kg·d)，根据病情调整。

【病例分析】

该患儿因发热、关节痛入院，院外反复出现高热，抗生素治疗无效，入院后完善相关检查，未见确切感染证据，符合 JIA 诊断。给予泼尼松 40mg/d（体重 38kg）治疗，联用环孢素治疗，症状好转出院。

【禁忌证】

（1）尽量避免使用糖皮质激素的情况：对糖皮质激素类药物过敏；严重精神病史；癫痫；活动性消化性溃疡；新近胃肠吻合术后；骨折；创伤修复期；单纯疱疹性角、结膜炎及溃疡性角膜炎、角膜溃疡；严重高血压；严重糖尿病；未能控制的感染（如水痘、真菌感染）；活动性肺结核；较严重的骨质疏松；妊娠初期及产褥期；寻常型银屑病。

（2）慎重使用糖皮质激素的情况：库欣综合征、动脉粥样硬化、肠道疾病或慢性营养不良的患者及近期手术后的患者慎用。急性心力衰竭、糖尿病、有精神病倾向、青光眼、高脂蛋白血症、高血压、重症肌无力、严重骨质疏松、消化性溃疡病、妊娠及哺乳期妇女应慎用，感染性疾患必须与有效的抗生素合用，病毒性感染患者慎用；儿童也应慎用。

（3）局部应用激素禁忌证：关节腔内注射应避免感染性关节炎、穿刺部位及全身感染、严重的关节损伤、应用抗凝药物患者。局部眼部应用激素应排除细菌及病毒感染。

【注意事项】

（1）根据 ACR 建议，临床医师在治疗过程中需要对疾病的活动度有明确界定，以便作出合理的治疗选择。而且该建议明确将处于病情活动状态的关节和活动性关节炎定义为关节处于肿胀（非畸形或活动受限）和疼痛或伴有触痛的状态；活动性发热指因全身型关节炎病情活动而表现出的发热症状。当临床医师评估目前疗效时，也应优先考虑该患儿的病情活动等级，而不是开始就去了解目前用药方案，根据该患儿的目前病情活动水平而考虑启动新的治疗方案。

（2）儿童如长期使用肾上腺皮质激素，需十分慎重，因激素可抑制患儿的生长和发育，如确有必要长期使用，应采用短效（如可的松）或中效制剂（如泼尼松），避免使用长效制剂（如地塞米松）。口服中效制剂隔日疗法可减轻对生长的抑制作用。儿童或少年患者长程使用糖皮质激素必须密切观察，患儿发生骨质疏松症、股骨头缺血性坏死、青光眼、白内障的危险性都增加。

（崔贝贝）

参考文献

1. Beukelman T, Patkar NM, Saag KG, et al.2011 American College of Rheumatology recommendations for the treatment of juvenile idiopathic Arthritis: Initiation and safety monitoring of therapeutic agents for the treatment of arthritis and systemic features. Arthritis Care Res (Hoboken), 2011, 63（4）: 465-482.

2. Frosch M, Roth J. New insights in systemic juvenileidiopathic arthritis-from pathophysiology to treatment. Rheumatology (Oxford), 2008, 47（2）: 121-125.

3. Ravelli A, Martini A. Juvenile idiopathic arthritis. Lancet, 2007, 369: 767-778.

4.13 骨关节炎

【病例】

患者女性，72 岁，因"反复双膝关节肿痛 20 年，加重10 天"入院。20 年前，患者无明显诱因出现双膝关节不适伴反复疼痛，疼痛为酸胀痛，逐年加重，尚能忍受，下楼、下蹲后站立、开步行走及受凉时加重，休息及保暖可缓解，自服止痛药（具体不详），症状控制差。5 年前逐渐出现双膝肿胀，不能完全屈伸伴骨弹响，行走受限。3 年前双手第2、3、4 远端指间关节逐渐出现屈曲畸形，伴肿胀，无压痛，未予诊治。10 天前，劳累后双膝肿痛明显加重，为求进一步治疗入院。入院查体：生命体征平稳，神清合作，肥胖体型，双手第 2、3、4 远端指间关节可见 Heberden 结节，压痛（+），双膝肿胀压痛明显，皮肤不红，皮温不高，双膝屈可达 70°，伸可达 120°，双膝明显骨擦感及骨弹响,双膝浮髌试验(+),余关节无异常,全身无皮疹,无贫血貌,浅表淋巴结未扪及长大,心肺腹(-),无肌肉压痛,四肢肌力 V 级,神经系统查体(-)。入院后辅助检查示患者 C- 反应蛋白 10mg/L,血沉 15mm/h,类风湿因子(-),抗 CCP 抗体(-),ANA(-),ENA 抗体谱(-)。血常规、尿常规、血清补体正常。双膝 X 线平片示:关节间隙狭窄,宽度不均匀,软骨下骨板粗糙、密度不均、增生、硬化,关节面边角锐利,符合骨退行性变改变。

【疾病概述】

骨关节炎(osteoarthritis,OA)是一种以关节软骨的变性、破坏及骨质增生为特征的慢性关节病,是最常见的一种关节病,呈世界性分布。本病在中年以后多发,但不能忽视年轻发病者,女性比男性多见。国内的初步调查显示,骨关节炎的总患病率约为 15%,40 岁人群的患病率为 10%~17%,60 岁以上则达 50%,而在 75 岁以上人群中,80% 患有骨关节炎。该病的最终致残率为 53%。临床上以关节肿痛、骨质增生及活动受限最为常见。骨关节炎的发病无地域及种族差异。年龄、肥胖、炎症、创伤及遗传因素可能与本病的发生有关。

【糖皮质激素治疗适应证及给药方式】

(1)治疗原则:骨关节炎的发生是年龄、损伤和过度使用、肥胖、遗传、雌激素水平、骨内压升高等,其发病可能为多因素作用的结果。因此,治疗的目的在于缓解疼痛、阻止和延缓疾病的发展及保护关节功能。

(2)药物治疗:骨关节炎的治疗包括一般治疗(患者教育、物理治疗、保护关节功能),药物治疗及手术治疗。药物治疗包括口服 NSAIDs 药物、软骨保护剂等,外用 NSAIDs 软膏及关节腔内注射糖皮质激素和(或)透明质酸盐(表 4-17)。

表 4-17 骨关节炎药物治疗

用药方法	药物
口服	对乙酰氨基酚

续表

用药方法	药物
口服	关节软骨保护剂
	硫酸氨基葡萄糖
	非甾体类抗炎药（NSAIDs）
	选择性 COX-2 抑制剂
	非选择性 NSAIDs+ 米索前列醇或质子泵抑制剂
	其他止痛剂
	盐酸曲马朵
关节内注射	糖皮质激素
	透明质酸钠
局部外用	双氯酚酸钠乳胶剂
	依托芬那酯霜

（3）**糖皮质激素治疗适应证**：总体上来说,骨关节炎的治疗不宜全身应用糖皮质激素。长期、大剂量应用糖皮质激素可造成骨质疏松,软骨破坏,无菌性骨坏死等严重并发症,从而加重骨关节炎病情。根据 2003 年中华风湿病学会指南及 ACR 推荐,糖皮质激素进行关节腔内注射可取得较好疗效。适应证包括：①膝骨性骨性关节炎；②关节滑膜炎；③髌下脂肪垫损伤；④膝关节腔滑膜炎积液。

（4）**糖皮质激素关节腔内给药方案**：膝、踝、肩、腕、掌指关节、指间关节、跖趾关节、颞颌关节等都可以进行糖皮质激素关节腔内注射。关节腔内注射多选择长效糖皮质激素,如复方倍他米松（得宝松）、曲安奈德、利美达松等。激素用量与关节大小及疾病活动程度相关,以得宝松为例,大关节（膝、腰、肩）用 1~2ml；中关节（肘、腕、踝）用 0.5~1ml；小关节（脚、手、胸）用 0.25~0.5ml。

（5）**联合治疗**：关节腔内局部用药,除激素外,尚可联合透明质酸类制剂（欣维可、施沛特等）治疗。上述药物对减轻关节疼痛、增加关节活动度、保护软骨有效,治疗效果可持续数月,适用于对常规治疗效果不佳或不能耐受者。

【病例分析】

根据现有资料,考虑诊断骨关节炎。患者对 NSAIDs

反应尚可,给予莫比可(美洛昔康)7.5mg、每天1次,奥泰灵(盐酸氨基葡萄糖)750mg bid以及补钙、保胃治疗。因患者双膝关节炎症明显,双膝关节分别给予曲安奈德1ml+玻璃酸钠2ml关节腔内注射,症状好转出院。

【局部用药禁忌证】

(1)感染性关节炎;

(2)注射部位附近或有全身感染者;

(3)损伤严重的关节;

(4)应用抗凝药物者。

【注意事项】

(1)糖皮质激素可以迅速减轻关节炎症,缓解疼痛,改善症状。但激素可抑制软骨细胞合成,减少糖蛋白产生,妨碍软骨修复;另有研究表明,在激素作用下,成骨细胞凋亡增加,骨生成能力下降,骨修复活动减低,骨质疏松、骨退行性改变加重。因此糖皮质激素不能频繁应用,每年关节腔内注射应不超过3次,每次间隔应不少于3个月。

(2)局部注射糖皮质激素可发生类固醇晶体性关节炎,部分应用糖皮质激素关节腔内注射的患者,行膝人工关节置换术中可以清楚地看到关节表面附着大量的白色晶体产生。

(3)应用糖皮质激素前,应充分了解患者的病情,对可能出现不良反应进行健康教育;应筛查糖皮质激素副作用相关的危险因素。在激素应用过程中,应密切监测不良反应,预防骨质疏松,定期监测骨密度,对有胃肠道高危风险的患者及时加用质子泵抑制剂和胃黏膜保护剂。关节穿刺时,应注意无菌操作,避免因穿刺造成关节腔内感染发生。

(崔贝贝)

4.14　风湿性多肌痛

【病例】

患者女性,65岁,因"双侧颈肩部及臀部肌肉疼痛3个月,加重7⁺天"入院。3个月前,患者无明显诱因出现双侧颈肩部及臀部肌肉疼痛,伴晨起时肌肉僵硬感,活动后症状稍有缓解,伴有双腕关节及胸锁关节疼痛,间断发热,体温最高 38℃,曾院外间断使用泼尼松 20mg/d,症状可缓解。7^{+}天前,上述症状再次发作,伴有双上肢活动受限,为求进一步治疗入院。查体:神志清楚,对答切题,心、肺、腹部查体(−),诉肩周肌肉剧烈疼痛,双肩关节活动受限,双侧颈部肌肉及肩周肌肉轻压痛,余肌肉无压痛,肌力正常,双腕关节肿胀,轻压痛。辅助检查:轻度贫血,肝肾功(−),ESR 50mm/h,CRP 升高,肌酶正常,肌电图正常,免疫检查:自身抗体谱(−),双手 X 线片示双腕关节软组织肿胀,X 线胸片及腹部 B 超正常。

【疾病概述】

风湿性多肌痛(polymyalgia rheumatica,PMR)为一组临床综合征,常见于 50 岁以上老年人,女性多于男性,白种人较其他人种发病率高,表现为颈、肩胛带及骨盆带肌肉疼痛和僵硬,通常伴有全身反应,如血沉、C-反应蛋白升高等;本病与巨细胞动脉炎(giant cell arteritis,GCA)关系密切,文献报道有 70% 的 GCA 合并 PMR,二者关系目前尚不清楚,PMR 可单独出现。

【糖皮质激素适应证及给药方案】

(1)治疗原则:治疗目的为控制肌肉疼痛,改善晨僵及全身症状。消除本病患者顾虑至关重要,遵循医嘱,合理用药,防止病情复发。适当加强锻炼,防止肌肉萎缩。

(2)糖皮质激素适应证:NSAIDs 对于 PMR 患者有效率约为 10%~20%,如用药 2~4 周后效果不明显或开始治疗时症状严重应该及时给予糖皮质激素。糖皮质激素为本病的首选药物,适用于 NSAIDs 难以控制、重症 PMR 患者。

(3)给药方案:可采用每日口服糖皮质激素疗法。泼尼松起始剂量为 10~20mg/d,通常日用量为 15mg/d。该病对糖皮质激素颇为敏感,短期用药即可出现临床症状改善,炎症指标(血沉、C-反应蛋白)趋于正常。用药 2~4 周后激素可逐渐规律减量。减量规律应根据患者具体情况,减量过快可导致患者症状复发,一般每 2 周减 2.5mg,剂量≤10mg 时,每周减 1mg,减量至 3~5mg/d 维持治疗,大多数患者 1~2 年后停药,少数患者需长期小剂量维持治疗。对于症状较重,激素反应不佳的患者,可适当加大激素用量。需要注意的是激素不能阻止 PMR 向 GCA 进展。

单纯性 PMR 患者无须免疫抑制剂治疗。重症或合并有其他自身免疫疾病的患者可联合免疫抑制剂治疗,常用免疫抑制剂包括甲氨蝶呤、硫唑嘌呤等。

【病例分析】

患者老年女性,全身多处肌肉对称性疼痛,病程 2 个月,激素治疗有效,根据病史应诊断为风湿性多肌痛。给予 NSAIDs 药物无效后,加用泼尼松 10mg bid 口服后症状缓解出院。

【禁忌证】

(1)尽量避免使用糖皮质激素的情况:对糖皮质激素类药物过敏;严重精神病史;癫痫;活动性消化性溃疡;新近胃肠吻合术后;骨折;创伤修复期;单纯疱疹性角、结膜炎及溃疡性角膜炎、角膜溃疡;严重高血压;严重糖尿病;未能控制的感染(如水痘、真菌感染);活动性肺结核;较严重的骨质疏松;妊娠初期及产褥期;寻常型银屑病。但是,若有必须应用糖皮质激素类药物才能控制疾病,挽救患者生命时,如果合并上述情况,可在积极治疗原发疾病、严密监测上述病情变化的同时,慎重使用糖皮质激素类药物。

(2)慎重使用糖皮质激素的情况:库欣综合征、动脉粥样硬化、肠道疾病或慢性营养不良的患者及近期手术后的患者慎用。急性心力衰竭、糖尿病、有精神病倾向、青光眼、高脂蛋白血症、高血压、重症肌无力、严重骨质疏松、消化性溃疡病、妊娠及哺乳期妇女应慎用,感染性疾患必须与有效的抗生素合用,病毒性感染患者慎用;儿童也应慎用。

【注意事项】

(1)因患者多为老年,用药量需权衡病情和激素的副作用。治疗过程中需警惕激素副作用,如感染、血压、血脂、血糖升高、骨质疏松等,并需注意激素本身亦可引起肌病,需与风湿性多肌痛活动鉴别。激素引起白内障,需排除巨细胞动脉炎眼部受累。

(2)每一个风湿性多肌痛患者在治疗过程中都需警惕发展成为巨细胞动脉炎可能。停药后一段时间还需密切随访患者,避免复发。有轻微症状者可予非甾体抗炎药治疗。激素并不能延缓风湿性多肌痛向巨细胞动脉炎进展。

（崔贝贝）

4.15　自身免疫性肝病

自身免疫性肝病（autoimmune liver diseases）是一组与自身免疫相关的肝脏疾病的统称，临床常见类型主要包括自身免疫性肝炎（autoimmune hepatitis，AIH）、原发性胆汁性肝硬化（primary biliary cirrhosis，PBC）、原发性硬化性胆管炎（primary sclerosing cholangitis，PSC）。

4.15.1　AIH 的激素治疗

糖皮质激素，如泼尼松、甲泼尼龙等，是治疗自身免疫性肝炎首选药物。激素可以抑制细胞因子和黏附分子的产生而抑制淋巴细胞活性，抑制免疫反应，减低肝脏损害。在治疗 AIH 时，糖皮质激素可单独应用或联合硫唑嘌呤使用。有研究指出，经过糖皮质激素治疗，80% 的 AIH 患者治疗 3 年内可获得临床、实验室、组织学的缓解，10 年和 20 年预期生存期可延长超过 80%。

【糖皮质激素治疗指征】

根据 2010 年美国肝病学会发布（AASLD）发布的临床指南。治疗指征包括：①血清 AST 或 ALT 水平 >10 倍正常上限（ULN）；② AST 或 ALT 至少 >5ULN 且 γ- 球蛋白至少 >2ULN；③肝组织学存在桥接样坏死或多小叶坏死表现。（Ⅰ类，A 级）④对于轻微或无疾病活动的 AIH 患者和非活动性肝硬化 AIH 患者，无须免疫抑制治疗，但应长期密切随访（如每隔 3~6 月随访一次）。（Ⅱa 类，C 级）

（1）成人单用糖皮质激素治疗适应证及给药方案：合并血细胞减少、巯基嘌呤甲基转移酶缺乏、妊娠、恶性肿瘤以及疗程小于 6 个月的 AIH 患者。

给药方案：采用单药每日口服激素疗法（或等剂量其他激素）：泼尼松起始剂量为 60mg/d，逐渐减量（每周减量 10mg），减量至 20mg/d 维持治疗。泼尼松龙可代替等效的泼尼松治疗。（Ⅰ类，A 级）

（2）成人联合免疫抑制剂治疗适应证及给药方案：对

于已存在严重伴发情况(椎体压缩、精神疾病、脆性糖尿病、控制不佳的高血压)的 AIH 患者或已知不能耐受泼尼松者不应给予免疫抑制治疗。但上述 AIH 患者若肝病进程加剧、病情严重,则在控制并发症的前提下可给予免疫抑制治疗。(Ⅲ类,C 级)

给药方案:常用于治疗 AIH 的免疫抑制剂为硫唑嘌呤。联合治疗硫唑嘌呤剂量为 50mg/d[或 1mg/(kg·d)]口服。此方案中,泼尼松起始剂量为 30mg/d,症状控制后逐渐减量至 10mg/d 维持治疗。

(3)儿童 AIH 患者治疗方案:泼尼松联合硫唑嘌呤治疗。其中,泼尼松剂量为 1~2mg/(kg·d),最大剂量 60mg/d;硫唑嘌呤为 1~2mg/(kg·d)或6-巯基嘌呤 1.5mg/(kg·d)。(Ⅰ类,B 级)

(4)应答不完全患者治疗方案调整:常规治疗过程中出现临床症状、实验室检查或组织学恶化,即可判定治疗失败的患者。此时,建议给予大剂量泼尼松(60mg/d)单药或泼尼松(30mg/d)联合硫唑嘌呤(150mg/d)治疗(Ⅱa 类,C 级)。必要时,可酌情加用他克莫司、环孢素等免疫抑制剂联合治疗。

(5)复发患者治疗方案调整:撤药后初次复发患者,建议再次以初始治疗的剂量给予泼尼松联合硫唑嘌呤治疗,激素逐渐减量至停药,并以硫唑嘌呤[2mg/(kg·d)]单药维持治疗;而硫唑嘌呤不能耐受的患者可给予泼尼松小剂量(≤10mg/d)长期维持治疗。(Ⅱa 类,C 级)

(6)停药方案:停药后复发是 AIH 的特征表现。因此减药及停药应审慎考虑,全面评估病情。对于有 AIH 复发史、以硫唑嘌呤或小剂量泼尼松长期维持治疗的患者,建议至少治疗 24 个月且血清 AST 或 ALT 持续正常,经充分权衡利弊后才可尝试逐渐停药。(Ⅱa 类,C 级)

(7)临床上治疗的终点:

1)理想的治疗终点:血清 ALT、AST、TBIL、γ-球蛋白和肝组织学改变恢复正常或非活动性肝硬化。

2)满意的治疗终点:血清 AST≤2ULN,TBIL、γ-球蛋白正常,轻微活动性肝硬化。

3)药物毒性引起的治疗终点:若出现药物的严重不

良反应,应及时减低药物剂量或停药。

4) 无完全应答老年患者的治疗终点:若 60 岁以上的老年患者给予标准治疗方案 24 个月仍未取得理想或满意的治疗终点应停药。

【注意事项】

(1) 随访观察指标。疗程中每 3~6 个月检测一次血清 AST 或 ALT、总胆红素和 γ- 球蛋白或 IgG 水平,以观察是否有所改善(Ⅱa 类,C 级)。治疗应维持至 AST 或 ALT、总胆红素、γ- 球蛋白或 IgG 水平降至正常值,并且肝组织学恢复正常、无炎症活动的表现。(Ⅱa 类,C 级)

(2) 硫唑嘌呤治疗前或治疗过程中出现血细胞减少的 AIH 患者,建议检测其血巯基嘌呤甲基转移酶活性。(Ⅱa 类,C 级)

(3) 不能耐受药物(药物毒性)的患者应减量或停用。(Ⅱa 类,C 级)

4.15.2　PBC 的激素治疗

(1) 治疗原则:PBC 的治疗主要包括针对胆汁淤积的熊去氧胆酸(UD-CA)、针对免疫异常发病机制的糖皮质激素或免疫抑制剂以及针对瘙痒症状、骨质疏松等并发症的对症治疗,终末期患者肝移植是唯一有效治疗。

(2) 糖皮质激素治疗适应证:主要适用于 UDCA 应答不佳或病情复杂影响 UDCA 疗效的 PBC 患者。

(3) 给药方案:研究表明,泼尼松龙可改善 PBC 患者血清肝功能和肝脏组织学,但显著破坏 PBC 患者骨密度,所以不适合长期应用。与单独使用 UDCA 相比,泼尼松龙(10mg/d,9 个月)联合 UDCA(每日 10mg/kg)更明显的改善早期 PBC 的各种肝脏组织学表现。

2009 年欧洲肝病学会在 PBC 的诊治指南中建议,对无肝硬化(组织学分期分为 1~3 期)的 PBC 患者给予 UDCA 联合布地奈德 6~9mg/d 治疗。有研究者对 7 例 UDCA 联合布地奈德治疗的患者进行了 3 年随访,发现有 6 例出现生化学应答且组织学无进展。但另有研究对 22 例 UDCA 治疗应答不佳的 PBC 患者联合口服布地奈德的研究结果显示,所有患者虽出现一过性胆红素降低,但

Mayo 风险评分显著增高,而且骨质疏松程度加重。临床上亟须对此方法及其他联合治疗方案进一步研究。

4.15.3 PSC 的激素治疗

目前尚无治疗 PSC 的有效药物。治疗的主要目标为控制 PSC 的相关并发症,包括:脂溶性维生素缺乏、骨质疏松、大胆管狭窄、胆管癌。肝移植是终末期 PSC 唯一有效的治疗手段。

目前的研究尚未证实糖皮质激素、其他免疫抑制剂及其他药物对 PSC 治疗有效。因此,AASLD 及 EASL 均不推荐糖皮质激素和其他免疫抑制剂用于 PSC 患者,除非合并有重叠综合征。

重叠综合征的治疗:研究显示 20% 的 AIH 患者抗线粒体抗体(抗 -AMA)阳性,19% 的 AIH 患者血清碱性磷酸酶(ALP)升高,15% 的 AIH 患者血清 IgM 升高,9% 的 AIH 患者组织学显示存在胆管损伤。据统计自身免疫性肝脏疾病患者中 18% 的成年患者同时伴有原发性胆汁性肝硬化、原发性硬化性胆管炎或胆汁淤积性症状存在,即重叠综合征,而这些患者对糖皮质激素应答差。

(1)糖皮质激素治疗适应证:血清 ALP<2ULN,可选择泼尼松联合硫唑嘌呤;若血清 ALP≥2ULN,加用熊去氧胆酸[UDCA,13~15mg/(kg·d)]。

(2)糖皮质激素治疗方案:参见 AIH 治疗。

(3)复发后再治疗的目的是血清 ALT 降至 3ULN 以内。可选择两种方案治疗:①对于第一次复发患者应在临床和实验室指标恢复正常后泼尼松逐渐减量停用,同时硫唑嘌呤逐渐加量至 2mg/(kg·d)维持治疗。87% 的患者 10年内能保持持续应答状态。因长期应用硫唑嘌呤,患者最常出现的副作用为关节痛(63%)、白细胞减少(57%)、恶性肿瘤(8%)和骨髓抑制(7%)。②对于白细胞减少的患者可采用低剂量泼尼松(≤10mg/d),最近国外一项长达 43 年的跟踪研究证实长期低剂量的泼尼松治疗是安全和有效的。

4.15.4 糖皮质治疗禁忌证

(1)尽量避免使用糖皮质激素的情况:对糖皮质激素

类药物过敏；严重精神病史；癫痫；活动性消化性溃疡；新近胃肠吻合术后；骨折；创伤修复期；单纯疱疹性角、结膜炎及溃疡性角膜炎、角膜溃疡；严重高血压；严重糖尿病；未能控制的感染（如水痘、真菌感染）；活动性肺结核；较严重的骨质疏松；妊娠初期及产褥期；寻常型银屑病。

但是，若有必须用糖皮质激素类药物才能控制疾病，挽救患者生命时，如果合并上述情况，可在积极治疗原发疾病、严密监测上述病情变化的同时，慎重使用糖皮质激素类药物。

（2）**慎重使用糖皮质激素的情况**：库欣综合征、动脉粥样硬化、肠道疾病或慢性营养不良的患者及近期手术后的患者慎用。急性心力衰竭、糖尿病、有精神病倾向、青光眼、高脂蛋白血症、高血压、重症肌无力、严重骨质疏松、消化性溃疡病、妊娠及哺乳期妇女应慎用，感染性疾患必须与有效的抗生素合用，病毒性感染患者慎用；儿童也应慎用。

4.15.5　预防激素的不良反应

（1）**骨质疏松**：需要长期使用糖皮质激素治疗的患者，及时补充钙剂及维生素 D，同时应注意补充抗骨质疏松的相关药物，如抑制破骨细胞的二磷酸盐、调整钙、磷代谢制剂。

（2）**消化道出血**：糖皮质激素可诱发消化性溃疡，对有该类病史的患者应该慎重选用激素。在使用糖皮质激素过程中，应加用质子泵抑制剂和胃黏膜保护剂，并适当减少剂量和缩短疗程。糖皮质激素与非甾体抗炎药合用时，胃肠道风险加倍，应相对选用选择性 COX-2 抑制剂。

（3）**感染**：长期使用激素可抑制机体免疫反应，应注意预防感染发生。

（崔贝贝　尹　耕）

4.16　抗磷脂综合征

【病例】

患者女性，29 岁，因"反复流产 5 年，牙龈出现、鼻出血 3[+] 天"入院。5 年前，患者首次怀孕，孕 9 周时无明显诱因自然流产;此后妊娠共 4 次,自然流产 3 次,位于妊娠期第 6~9 周,因死胎于孕 24 周引产 1 次;3$^+$ 天前,患者无明显诱因出现牙龈出血,鼻出血不止,为求进一步治疗入院。入院查体见:患者生命体征平稳,神志清楚,对答切题,口腔内见 1 枚血泡,中度贫血貌。心肺腹未见明显异常体征。双下肢散在瘀斑、瘀点。全身浅表淋巴结未扪及肿大。入院后辅助检查:血常规:PLT 18×10^9/L,Hb 86g/L,WBC3.5 $\times 10^9$/L,Coomb 试验(+);肝肾功能、大小便常规正常;免疫学:ANA、ANCA、ENA 谱(−)狼疮抗凝物 LA(+)抗心磷脂抗体 ACA IgG>100GPL ku/L。骨髓穿刺示增生活跃象。

【疾病概述】

抗磷脂综合征(antiphospholipid syndrome,APS)是一种较为常见的自身免疫性疾病,临床上以反复动脉、静脉血栓形成,习惯性流产和(或)血小板减少,以及抗磷脂抗体(antiphospholipid antibody,APL)(主要是中 - 高滴度抗心磷脂抗体和狼疮抗凝物)持续阳性为主要特征。多见于年轻人,60% ~80% 为女性患者,女性患者中位年龄 30 岁。

抗磷脂综合征根据血清抗体类型,可以分为两种亚型:狼疮抗凝物质综合征(LACS)和抗心磷脂抗体综合征(ACLAS),后者更为常见。两者的临床症状略有区别,抗心磷脂抗体常引发动脉和静脉血栓形成,而狼疮抗凝物较易引起静脉血栓形成。

表 4-18　抗磷脂综合征的治疗方法

临床情况	治疗
无症状	不治疗,或 ASA 75mg/d
可疑血栓	ASA 75mg/d
反复静脉血栓	华法林,INR 2.0~3.0,无限期
动脉血栓	INR 3.0,无限期
初次妊娠	不治疗,或 ASA 75mg/d
单次流产,<10 周	不治疗,或 ASA 75mg/d
反复流产,或 10 周以后流产,无血栓	妊娠全过程及产后 6~12 周小剂量肝素(5000IU,2 次 / 日)

临床情况	治疗
反复流产，或 10 周以后流产，血栓形成	妊娠全过程肝素治疗，产后用华法林
网状青斑	不治疗，或 ASA 75mg/d
血小板 $\geq 50 \times 10^9$/L	不治疗
血小板 $< 50 \times 10^9$/L	泼尼松 1~2mg/kg

注：ASA：阿司匹林；INR：国际标准化比率

【糖皮质激素适应证】

（1）治疗原则：继发性抗磷脂综合征的治疗关键在于积极治疗原有疾病，同时联用抗凝等对症治疗。对于原发性抗磷脂综合征的治疗以对症处理、防止血栓和流产再发生为主。根据中华风湿病学会 2011 年颁布的诊疗指南，糖皮质激素及免疫抑制剂治疗不是抗磷脂综合征的首选药物。当抗磷脂综合征合并有严重血小板减少（$< 50 \times 10^9$/L）、溶血性贫血或发生灾难性抗磷脂综合征等特殊情况时，考虑采用糖皮质激素治疗。

（2）给药方案：当抗磷脂综合征患者存在轻度血小板减少（血小板 $\geq 50 \times 10^9$/L）而不合并血栓时，无须采取特殊的处理措施，随访观察；对于合并有血栓且血小板 $< 50 \times 10^9$/L，应避免使用抗凝治疗。可给予口服泼尼松 1~2mg/（kg·d）治疗，联合丙种球蛋白等药物，待血小板上升后抗凝治疗。

（3）灾难性抗磷脂抗体综合征（catastrophic antiphospholipid syndrome，CAPS）：又名 Asherson 综合征，其特点为多发小血管内血栓形成，短期内进展为多器官功能障碍综合征，坏死组织释放炎症因子引起系统性炎症反应综合征（SIRS）。该病起病隐匿，进展迅速。糖皮质激素可以抑制广泛组织坏死引起的细胞因子过度释放，减少ARDS、脑病的发生，因此被作为治疗 CAPS 的一线用药。一旦 CAPS 确诊，应尽早使用糖皮质激素控制疾病进展。给药方案：若无禁忌证，可采用静脉甲泼尼龙冲击疗法，500~1000mg/d，疗程 3~5 天，后减量为甲泼尼龙 1~2mg/

（kg·d），或改为泼尼松口服治疗，根据病情调整激素用量。除激素外，CAPS 的治疗尚需联合抗凝药物、丙种球蛋白等。

（4）妊娠期 APS 治疗：若病情危重，可采用泼尼松联合小剂量阿司匹林治疗。自妊娠起使用泼尼松 40~60mg/d 直至妊娠 24 周，以后逐渐减量至 10mg/d 直到分娩，同时使用阿司匹林 80mg/d。需警惕胎膜早破、早产、妊娠糖尿病等并发症发生。

【病例分析】

结合病史、体征及辅助检查，患者考虑诊断为抗磷脂综合征，自身免疫性血小板减少，自身免疫性溶血性贫血。因患者血小板明显减少，应联合糖皮质激素治疗。给予泼尼松 60mg/d，2 周后患者血小板恢复至 56×10^9/L，症状好转出院。

【禁忌证】

（1）尽量避免使用糖皮质激素的情况：对糖皮质激素类药物过敏；严重精神病史；癫痫；活动性消化性溃疡；新近胃肠吻合术后；骨折；创伤修复期；单纯疱疹性角、结膜炎及溃疡性角膜炎、角膜溃疡；严重高血压；严重糖尿病；未能控制的感染（如水痘、真菌感染）；活动性肺结核；较严重的骨质疏松；妊娠初期及产褥期；寻常型银屑病。

但是，若有必须用糖皮质激素类药物才能控制疾病，挽救患者生命时，如果合并上述情况，可在积极治疗原发疾病、严密监测上述病情变化的同时，慎重使用糖皮质激素类药物。

（2）慎重使用糖皮质激素的情况：库欣综合征、动脉粥样硬化、肠道疾病或慢性营养不良的患者及近期手术后的患者慎用。急性心力衰竭、糖尿病、有精神病倾向、青光眼、高脂蛋白血症、高血压、重症肌无力、严重骨质疏松、消化性溃疡病、妊娠及哺乳期妇女应慎用，感染性疾患必须与有效的抗生素合用，病毒性感染患者慎用；儿童也应慎用。

【注意事项】

（1）预防激素副作用：①骨质疏松：需要长期使用糖皮质激素治疗的患者，及时补充钙剂及维生素 D，同时应注意补充抗骨质疏松的相关药物,如抑制破骨细胞的二磷酸盐、调整钙、磷代谢制。②消化道出血:糖皮质激素可诱发消化性溃疡,对有该类病史的患者应该慎重选用激素。在使用糖皮质激素过程中,应加用质子泵抑制剂和胃黏膜保护剂,并适当减少剂量和缩短疗程。糖皮质激素与非甾体抗炎药合用时,胃肠道风险加倍,应相对选用选择性COX-2抑制剂。③感染:长期使用激素可抑制机体免疫反应,应注意预防感染发生。

(2)虽然妊娠妇女应慎用糖皮质激素,但孕妇对糖皮质激素耐受性较好。胎盘能将泼尼松龙转化成无活性药物泼尼松,导致母体与脐带中泼尼松龙的血药浓度比为10∶1。相比而言,地塞米松可透过胎盘胎儿与母亲血药浓度相似。因此妊娠合并抗磷脂抗体综合征时,应采用非氟化糖皮质治疗,避免对胎儿产生影响。哺乳期妇女应用生理剂量或维持剂量的糖皮质激素对婴儿一般无明显不良影响。但若哺乳期妇女接受中等剂量糖皮质激素不应哺乳,以避免经乳汁分泌的糖皮质激素对婴儿造成不良影响。

(崔贝贝)

4.17 SAPHO综合征

【病例】

患者男性,23岁,因"反复胸腰部疼痛6$^+$个月,加重1周"入院。6$^+$月前,患者无明显诱因出现胸腰部疼痛,以上胸部、腰椎处为重,于当地医院就诊,诊疗不详,症状无好转。1周前,上述症状加重,伴左膝关节肿痛,手足脓疱、皮肤溃烂,为求进一步治疗入院。入院查体:生命体征平稳,神志清楚,对答切题,双侧手掌、脚掌多发白色皮疹,突出皮面,米粒大小,局部有脱屑。左侧胸锁关节处局部隆起,压痛明显,双肩关节活动受限,左膝关节肿胀,皮温高,压痛明显,活动受限。辅助检查:ESR33mm/1h,CRP正常,RF、ANA、ENA谱、HLA-B27(-)、T-spot(-)。胸腰椎CT示:左侧锁骨胸骨端肥厚、软组织增厚隆起;胸10椎体前缘骨破坏及硬化,周围软组织增厚;胸腰椎MRI示:左侧锁骨胸骨端肥厚、隆起、信号异常;局部软组织肿胀;胸8右侧胸肋关节处信号异常;胸 10 椎体、右侧胸肋关节信号异常;腰 2 椎体异常信号。T1WI 呈低信号,T2WI 呈高信号;增强扫描呈延迟强化。左膝关节超声示:左膝关节滑膜炎。

【疾病概述】

SAPHO 综合征是累及皮肤、骨及关节的一组临床综合征,主要表现为滑膜炎(synovitis)、痤疮(acne)、脓疱病(pustulosis)骨肥厚(hyperostosis)和骨髓炎(osteomyelitis)。目前对于该病的认识尚不全面,欧洲地区该病的发病率为 1/10000,我国尚无大规模流行病学调查的报道。

目前,本病的病因及分类尚存在争议。有研究者从该病患者骨及皮肤组织分离出痤疮丙酸杆菌,认为该病的发生由感染介导。然而,另有学者认为该病部分病例存在脊柱关节炎的类似表现,该病患者表达 HLA-B27 的频率较普通人群增高,容易伴发骶髂关节炎,炎性肠病,附着点炎,银屑病等,故主张将该病列入脊柱关节炎范畴。

【糖皮质激素适应证】

(1)治疗原则:目前该疾病的治疗尚缺乏统一标准和指南,治疗目标以缓解症状,对症治疗为主。部分研究者强调感染在发病机制中的作用,因此推荐使用抗生素治疗。因为该病与脊柱关节炎症状类似,大部分研究者倾向于按照脊柱关节炎方法治疗。在此前提下,该病首选 NSAIDs 治疗。部分炎症反应重且 NSAIDs 不明显者可短期使用中小剂量糖皮质激素,外周关节滑膜炎明显或皮损明显者,可试与甲氨蝶呤,合并炎性肠病者可试用柳氮磺吡啶。

(2)适应证:糖皮质激素主要应用于对于 NSAIDs 反应差,症状活跃的患者。

可给予小剂量泼尼松(5~10mg/d)口服,对于单次给药症状控制差的患者,可分早/晚两次给药;对于外周关节炎较重的患者,可给予曲安奈德、复方倍他米松等药物关节腔内注射,每次 1~2ml,关节腔注射后应休息 24 小时,两次注射间期不少于 3 个月,每年不超过 3 次。

【病例分析】

结合病史、体征及辅助检查,患者考虑诊断为 SAPHO 综合征。给予 NSAIDs 及甲氨蝶呤治疗,左膝关节肿痛明显,给予曲安奈德关节腔内注射,患者症状好转出院。

【禁忌证】

(1) **尽量避免使用糖皮质激素的情况**:对糖皮质激素类药物过敏;严重精神病史;癫痫;活动性消化性溃疡;新近胃肠吻合术后;骨折;创伤修复期;单纯疱疹性角、结膜炎及溃疡性角膜炎、角膜溃疡;严重高血压;严重糖尿病;未能控制的感染(如水痘、真菌感染);活动性肺结核;较严重的骨质疏松;妊娠初期及产褥期;寻常型银屑病。

但是,若有必须用糖皮质激素类药物才能控制疾病,挽救患者生命时,如果合并上述情况,可在积极治疗原发疾病、严密监测上述病情变化的同时,慎重使用糖皮质激素类药物。

(2) **慎重使用糖皮质激素的情况**:库欣综合征、动脉粥样硬化、肠道疾病或慢性营养不良的患者及近期手术后的患者慎用。急性心力衰竭、糖尿病、有精神病倾向、青光眼、高脂蛋白血症、高血压、重症肌无力、严重骨质疏松、消化性溃疡病、妊娠及哺乳期妇女应慎用,感染性疾患必须与有效的抗生素合用,病毒性感染患者慎用;儿童也应慎用。

【注意事项】

(1) 在 SAPHO 综合征的治疗中,非药物治疗对于疾病的预后有重要影响。首先应该消除和减少或避免发病因素,改善生活环境,养成良好的生活习惯,防止感染,注意饮食卫生,合理膳食调配。另外,应该注意锻炼身体,增加机体抗病能力不要过度疲劳、过度消耗,戒烟戒酒。生活规律,劳逸结合,心情舒畅,避免强烈精神刺激。

(2) 激素副作用及预防措施:①骨质疏松:需要长期使用糖皮质激素治疗的患者,及时补充钙剂及维生素 D,同时应注意补充抗骨质疏松的相关药物,如抑制破骨细胞的二磷酸盐、调整钙、磷代谢。②消化道出血:糖皮质激素可诱发消化性溃疡,对有该类病史的患者应该慎重选用激素。在使用糖皮质激素过程中,应加用质子泵抑制剂和胃黏膜保护剂,并适当减少剂量和缩短疗程。糖皮质激素与非甾体抗炎药合用时,胃肠道风险加倍,应相对选用选择性 COX-2 抑制剂。③感染:长期使用激素可抑制机体免疫反应,应注意预防感染发生。④关节腔内注射激素,易诱发关节腔内感染及类固醇晶体性关节炎发生,因此要注意无菌操作,同时避免频繁注射。

(崔贝贝)

4.18 复发性多软骨炎

【病例】

患者男性,22 岁。因"呼吸困难伴声音嘶哑 4[+] 个月,加重 15[+] 天"入院。4[+] 个月前,患者无明显诱因出现呼吸困难,以吸气时为主,活动后及夜间加重,伴声音嘶哑,鼻梁塌陷,耳廓塌陷,无咳嗽、咳痰、发热等。于当地医院就诊,诊疗不详,症状无好转。15[+] 天前,患者上述症状加重,伴心累、气促,为求进一步治疗入院。入院查体:生命体征平稳,鼻梁、耳廓塌陷,胸口对称,吸气时见三凹征,双肺可闻及干啰音,无湿啰音。心腹查体(-)。双下肢无水肿。全身浅表淋巴结未扪及肿大。入院后辅助检查示血沉 59mm/h,C-反应蛋白 123mg/L,血常规、肝肾功能、大小便常规未见异常。颈部 CT 示气管软骨塌陷,声门及声门下气管局限狭窄明显,管壁变厚。电子纤维喉镜见咽后壁滤泡增生,会厌正常,双侧声带表面光滑,闭合全,声门下区肿胀,无法窥及气管环。电子纤维支气管镜见声带正常,声门闭合良好,声门下方气管起始以下 4cm 处见气管黏膜肥厚,管腔重度狭窄,气管中下段气管环清晰可见,色泽正常,隆突嵴锐利,左主支气管黏膜肥厚、充血,管腔狭窄,在该处活检刷检病理示黏膜慢性炎,刷片见少量纤毛柱状上皮和炎细胞。

【疾病概述】

复发性多软骨炎(relapsing polychondritis,RP)是一种以软骨组织复发性退化性炎症为特点的结缔组织病,主要表现为眼、耳、鼻、喉、气管、心脏瓣膜等部位结缔组织受累,病情往往迁延反复,晚期患者出现起支撑作用的软骨组织破坏,从而表现为软耳、鞍鼻以及嗅觉、视觉、听觉和前庭功能障碍,气管软骨塌陷可出现呼吸困难等表现,威胁生命。该病发病率为 3.5/100 万,发病无性别倾向性,男女发病率大致相当,各个年龄阶段均可发病,好发年龄为

30~60 岁。该病可以与其他结缔组织疾病,如系统性红斑狼疮、类风湿关节炎、系统性血管炎等,并发出现。

【糖皮质激素适应证】

(1) 治疗原则:复发性多软骨炎的发病机制复杂,可能与机体免疫应答紊乱相关。在外伤、炎症、过敏等因素影响下,软骨基质表现出抗原性,诱发体液免疫及细胞免疫激活,促使软骨局部或有共同基质成分组织发生抗原抗体反应。因此,尽早采用糖皮质激素联合免疫抑制剂调节免疫反应是治疗本病的关键。

(2) 糖皮质激素适应证:糖皮质激素可抑制病变的急性发作,减少复发的频率及严重程度,适用于病情活跃,症状较重的患者。对于有眼部损害的患者,如巩膜外层炎、角膜炎或葡萄膜炎等,可加用含有激素的滴眼液频点治疗。

(3) 给药方式:该病可采用每日口服激素疗法。起始剂量为 0.5~1mg/(kg·d)(泼尼松),分次或晨起一次口服。对有喉、气管及支气管、眼、内耳等累及的急性重症患者,糖皮质激素的剂量可酌情增加。当小剂量激素疗效不佳或危及生命时,可行静脉甲泼尼龙冲击治疗,冲击剂量为 500~1000mg/d,疗程为 3~5 天,随后以泼尼松 60mg/d[或 1mg/(kg·d)]后续治疗。临床症状好转后,可逐渐减量,以最小维持剂量维持 1~2 年,或更长时间。

(4) 联合免疫抑制剂治疗:联合免疫抑制剂治疗,不仅可以尽快控制疾病进展,同时还可以减少糖皮质激素用量。常用的免疫抑制剂包括:环磷酰胺、甲氨蝶呤、硫唑嘌呤等。氨苯砜在人体内可抑制补体的激活和淋巴细胞转化,也能抑制溶菌酶参予的软骨退行性变,因此也常用于该病的治疗。

【病例分析】

结合病史、体征及辅助检查考虑患者诊断为复发性多软骨炎。给予治疗为静脉输注甲泼尼龙 80mg/d,7 天后患者呼吸困难症状较前改善,减量至泼尼松 60mg/d 口服,联用甲氨蝶呤 10mg、每周 1 次,症状好转出院。

【禁忌证】

(1) 尽量避免使用糖皮质激素的情况:对糖皮质激素类药物过敏;严重精神病史;癫痫;活动性消化性溃疡;新

近胃肠吻合术后；骨折；创伤修复期；单纯疱疹性角、结膜炎及溃疡性角膜炎、角膜溃疡；严重高血压；严重糖尿病；未能控制的感染（如水痘、真菌感染）；活动性肺结核；较严重的骨质疏松；妊娠初期及产褥期；寻常型银屑病。

但是，若有必须用糖皮质激素类药物才能控制疾病，挽救患者生命时，如果合并上述情况，可在积极治疗原发疾病、严密监测上述病情变化的同时，慎重使用糖皮质激素类药物。

（2）慎重使用糖皮质激素的情况：库欣综合征、动脉粥样硬化、肠道疾病或慢性营养不良的患者及近期手术后的患者慎用。急性心力衰竭、糖尿病、有精神病倾向、青光眼、高脂蛋白血症、高血压、重症肌无力、严重骨质疏松、消化性溃疡病、妊娠及哺乳期妇女应慎用，感染性疾患必须与有效的抗生素合用，病毒性感染患者慎用；儿童也应慎用。

【注意事项】

（1）该病急性发作期应嘱患者卧床休息，视病情给予流质或半流质饮食，以免引起会厌和喉部疼痛。注意保持呼吸道通畅，预防窒息。烦躁不安者可适当用镇静剂，以保持充足的睡眠。

（2）激素的副作用及预防措施：①骨质疏松：需要长期使用糖皮质激素治疗的患者，及时补充钙剂及维生素D，同时应注意补充抗骨质疏松的相关药物，如抑制破骨细胞的二磷酸盐、调整钙、磷代谢制。②消化道出血：糖皮质激素可诱发消化性溃疡，对有该类病史的患者应该慎重选用激素。在使用糖皮质激素过程中，应加用质子泵抑制剂和胃黏膜保护剂，并适当减少剂量和缩短疗程。糖皮质激素与非甾体抗炎药合用时，胃肠道风险加倍，应相对选用选择性 COX-2 抑制剂。③感染：长期使用激素可抑制机体免疫反应，应注意预防感染发生。对于气管塌陷，分泌物引流困难，应防止继发肺部感染出现。④对于有眼部病变，需使用激素滴眼液时，应警惕继发青光眼发生。

对气管软骨塌陷引起重度呼吸困难的患者，应立即行气管切开术，必要时用人工呼吸机辅助通气，以取得进一步药物治疗的机会。对于软骨炎所致的局限性气管狭窄可行外科手术切除。积极预防和治疗肺部炎症，一旦发生肺部感染,应使用有效的抗生素。

(崔贝贝)

参考文献 —————————————————————————

1. 中华医学会风湿病学分会.复发性多软骨炎诊治指南(草案).中华风湿病学杂志,2004,(8):251-253.

2. Sosada B,Loza K,Bialo-Wojcicka E.Relapsing polychondritis.Case Rep Dermatol Med,2014,(9):791-951.

3. Puechal X,Terrier B,Mouthon L.Relapsing polychondritis.Joint Bone Spine,2014,81(2):118-124.

4.19　其他风湿病

4.19.1　纤维肌痛综合征

目前尚无针对该病的特效药物。既往研究表明,三环类抗抑郁药物、心血管运动锻炼、认知行为治疗及患者教育对该病有效。根据中华风湿病学会发布的诊疗指南,糖皮质激素不推荐应用于纤维肌痛综合征的治疗。

4.19.2　痛风性关节炎

痛风的治疗目的是迅速有效地控制痛风急性发作;预防急性关节炎复发,预防痛风石的沉积,保护肾功能、预防心血管疾病及脑血管疾病的发病。纠正高尿酸血症,治疗其他伴发的相关疾病。糖皮质激素主要应用于治疗急性痛风。适用于不能耐受 NSAIDs、秋水仙碱或肾功能不全者。单关节或少关节的急性发作,可行关节腔抽液和注射长效糖皮质激素治疗。多关节或严重的急性发作患者可使用中小剂量糖皮质激素,泼尼松(或等效其他激素)20~30mg/d。为避免停药后症状"反跳",停药时可加用小剂量秋水仙碱或 NSAIDs 治疗。应注意,激素联用NSAIDs 可加重消化道溃疡复发,出血风险。

4.19.3　重叠综合征

参见各有关病种相应处理,通常需采用中大剂量的糖皮质激素,有时需单独或合并应用免疫抑制剂如环磷酰胺、硫唑嘌呤、甲氨蝶呤(MTX)等。严重患者可选用大剂量糖皮质激素联合免疫抑制剂的冲击疗法,大剂量丙种球蛋白冲击疗法、或血浆置换疗法。

(崔贝贝)

5

糖皮质激素在感染性
疾病中的应用

【发生机制与炎性反应综合征及感染后变态反应】

感染性疾病是由病原体引起的各种疾病,临床表现多样,不同病原体引起的疾病特点及病情存在差异,多数病原体感染表现为局部及轻中度感染,有的为自限性,有的需要抗感染治疗。只有部分病情严重及特殊的患者需要辅助糖皮质激素治疗。这些病情严重的患者通常伴有过强的炎性反应,机会内产生各种炎症介质包括白介素(IL)、肿瘤坏死因子(TNF)、缓激肽、组胺、慢反应物质等,引起全身性炎性反应综合征(systematic inflamatory response sydrome,SIRS)。炎症反应具有瀑布样的级链反应特征,容易进展为多脏器功能衰竭综合征而威胁生命。部分患者感染某些病原体如链球菌、肺炎支原体、EBV 等感染可介导感染后变态反应,如风湿热、冷凝集素性溶血性贫血、冷球蛋白血症等。

【使用糖皮质激素治疗的理论基础】

糖皮质激素是正常情况下由肾上腺皮质分泌的一种维持代谢所必需的激素,以调节机体内环境的稳定,在疾病状态下如果肾上腺皮质激素水平绝对或相对不足,机体的应激反应能力下降,导致疾病恢复受到影响。人体发生严重感染时,处理于一种应激状态,对糖皮质激素的需要增多。其药理作用如下:

(1)免疫抑制作用:对中性粒细胞和淋巴细胞功能的抑制,减轻炎症介质的释放,从而抑制免疫反应。对免疫功能的抑制与体内激素的水平相关。应激状态时激素水平轻度升高,可使免疫功能增强,长期应用可使免疫功能抑制。

(2)抗炎作用:可影响炎症反应的全过程,包括抑制炎症介质的形成与释放;抑制白细胞浸润;减少纤维蛋白沉着,抑制抗体产生;抑制瘢痕形成。

(3)**抗毒作用**:可与内毒素结合,减轻内毒素对人体的中毒作用,缓解机体对毒素的反应,使中毒症状迅速改善。

(4)**抗过敏作用**:感染的病原体抗原及抗感染药物使用过程中可以介导过敏反应,糖皮质激素可抑制组胺脱羧酶,减少组胺的形成;还能兴奋细胞内腺苷酸环化酶,促进 cAMP 作用,使细胞耐受组胺。大剂量激素能抑制 T 淋巴细胞及 B 淋巴细胞的形成与成熟,并使成熟淋巴细胞加速溶解,因此能减轻速发型的迟发型变态反应。

(5)**抗休克作用**:一般剂量的糖皮质激素可增强人体对儿茶酚胺的缩血管反应,使毛细血管紧张度增加;大剂量能解除内脏小动脉痉挛,改善微循环,增强组织灌注;稳定溶酶体膜,减轻组织损害;引起血管生物活性物质的生成增多,外周血管阻力下降,心肌收缩力增强,改善休克状态。

(6)**退热作用**:可抑制炎症细胞释放内源性致热原;降低体温调节中枢对内源性致热原的反应性,使病原感染所致的高热下降。

(7)**补充替代作用**:严重感染时肾上腺皮质因感染受到破坏,体内的糖皮质激素水平下降,补充激素可使患者渡过应激阶段。

(8)**利胆退黄**:糖皮质激素可非特异性减轻肝细胞和毛细胆管炎症与水肿,减轻对胆汁排出通道的压迫;促进毛细胆管排泌胆汁,利于黄疸消退。

(9)**抗脑水肿**:能减轻毛细血管通透性,维持血-脑屏障功能,减轻神经胶质细胞肿胀,从而脱水降颅压;减少胶原纤维形成,预防粘连。

【**糖皮质激素治疗方法**】

局部使用及全身性使用。局部使用包括皮肤涂抹及吸收,全身应用包括口服及静脉滴注或推注。

5.1　流行性感冒

流行性感冒(influenza)简称流感,是由流感病毒引起的呼吸系统传染病,具有呼吸系统感染的症状如发热、咳嗽、流涕、鼻阻、头昏、头痛、全身肌肉疼痛等,严重时引起多脏器功能衰竭综合征。血常规检查 WBC 及中性粒细胞下降，淋巴细胞增高。病原学诊断依据为咽拭子或鼻咽部分泌物行 PCR 或培养检查到流感病毒。伴有明显呼吸衰竭的患者，在奥司他韦有效抗流感病毒治疗的基础上，给予糖皮质激素。

【使用指征】严重者可以表现为进行性呼吸困难加重的肺炎，体重不明显，影像学表现为叶性渗出性肺炎，血气分析表现为低氧血症。

（1）使用种类：通常使用甲泼尼龙，剂量依据病情而定，常用 40~80mg/d，不超过 120mg/d，增大剂量不一定增加疗效，而增加了不良反应的风险。

（2）疗程：通常使用 3~5 天，病情好转立即减量，尽快停药。时间越长，发生并发症的风险更大。

（3）疗效判断：经过治疗后患者症状体征好转，呼吸困难减轻或消失，肺部炎症吸收，氧饱和度恢复正常。

（4）副作用观察及处理：治疗过程中密切监测糖代谢紊乱、继发感染、应激性溃疡等副作用。

5.2　禽　流　感

禽流感（bird influenza）是人类在接触高致病性禽流感病毒（甲型 H5N1）感染的病禽或被病毒污染的环境后发生的感染。其感染后的特点为：发现晚、病情重、进展快及病死率高。临床表现为发热、咳嗽、进行加重的呼吸困难等症状，体征不明显，肺部影像学表现为叶性炎症，短期内迅速进展。血常规示 WBC 减少或正常，淋巴细胞增多。早期诊断较困难。血清学查鼻咽部分泌物或支气管灌洗物进行 PCT 检查，扩张出禽流感病毒的特异性基因片段。在抗病毒治疗基础上，适当给予糖皮质激素治疗对患者病情缓解有利。

【使用指征】使用糖皮质激素的目的：抑制肺组织局部的炎症损伤，减轻全身性炎性反应综合征，防止肺纤维化及多脏器功能衰竭综合征。没有循证医学证据证明糖皮质激素对禽流感治疗的预后有益，一般不推荐使用糖皮质激素。但当有下列表现时，可短期使用。①短期内肺病变进展迅速,氧合指数 <300mmHg,并有迅速下降趋;②合并脓毒血症伴肾上腺皮质功能不全者。

种类:氢化可的松,或甲泼尼龙。

剂量及用法:氢化可的松 200mg/d,甲泼尼龙 0.5~1.0mg/(kg·d),ivgtt,病情严重者或给予 1.2mg/(kg·d),再增大剂量不一定增加疗效,只能增加副作用。

使用疗程:一般采用 3~5 天,好转后及时减量,总不超过 2 周。

疗效判断:经过治疗后体温逐渐下降,症状减轻,呼吸困难好转,肺部炎症吸收。

副作用观察及处理:同治疗流感。

5.3　严重急性呼吸综合征

是由冠状病毒感染引起的一种急性呼吸系统传染性疾病,传染性极强。主要累及呼吸系统,严重时可引起多系统损害。肺炎为主要表现,表现为急性起病、发热、干咳、呼吸困难,严重时出现呼吸衰竭、昏迷等表现。血白细胞不高或降低,肺部浸润病变,呼吸道或口咽部分泌物行 PCR 检查扩增出冠状病毒基因片段。或血清中查冠状病毒抗体阳性。抗菌药物治疗无效。目前尚无治疗 SARS的有效抗病毒药物。以对症治疗为主。

【使用指征】重症患者可酌情使用糖皮质激素。①严重毒血症状,高热持续不退如有发热,经过对症治疗 5 天以上最高体温仍然在 39℃以上;② X 线胸片显示多发或大片阴影,进展迅速,48 小时内病灶面积增大 >50%,且在正位 X 线胸片上占双肺总面积的 1/4 以上;达到急性肺损伤或呼吸窘迫综合征(ARDS)的诊断标准者。

【种类】推荐使用甲泼尼龙。

【剂量】成人推荐剂量为 2~4mg/(kg·d),具体剂量可根据病情进行个体化调整。少数病情危重者可短期冲出治疗,给予 500mg/d,治疗 3~5 天。

【用法】开始给予静脉用糖皮质激素,病情缓解后替换为口服治疗。

【疗程】一般不超过 4 周。通常在临床症状好转,X 线胸片检查肺内阴影有所吸收时,及时减量,每3~5天减量1/3。不宜疗程过长。

【疗效判断】呼吸系统症状好转,脏器官损害改善,X线胸片检查肺内阴影吸收好转。

【副作用观察及处理】由于个别患者治疗的疗程较长,除了急性期的应激性溃疡、糖代谢紊乱等副作用外,尚易发生继发感染、骨代谢异常及股骨头坏死等副作用。因此,使用糖皮质激素时间较长时,应注意给予抑酸剂、胃黏膜保护剂及补钙。

5.4 手足口病

是由肠道病毒如柯萨奇 A 组 16 型(COxA16),肠道病毒 71 型(EV71)引起的急性传染病。易感者主要为儿童,特别是 3 岁以内的儿童。主要表现为手、足、口腔等部位的斑丘疹、疱疹,少数患者发展为重症出现脑膜炎、脑炎、脑脊髓炎、肺水肿及循环衰竭等,其中重症多由 EV71 型引起,致死原因主要为重型脑干炎及神经源性水肿。诊断方法为取皮疹分泌物或咽拭子进行 PCR 检查扩增到病毒基因片段为诊断依据。

【使用指征】具有中枢神经系统、呼吸系统及循环系统损害表现者。

种类:甲泼尼松龙、地塞米松或氢化可的松。

剂量:甲泼尼龙 1~2mg/(kg·d);氢化可的松 3~5mg/(kg·d);地塞米松 0.2~0.5mg/(kg·d);个别险型病例可给予甲泼尼龙 10~20mg/(kg·d),最大剂量不超过 1g/d,地塞米松 0.5~1.0mg/(kg·d)。

疗程:病情稳定后尽早减量或停用。一般不超过 2 周。

疗效判断:呼吸衰竭及循环衰竭改善,意识状况恢复。脏器功能衰竭好转。

副作用:常见为继发感染、应激性溃疡等。

5.5 病毒性脑炎及脊髓炎

是由多种病毒引起的以中枢神经系统损害为主要表

现的疾病,常见的病毒有肠道病毒、鼻病毒、单纯疱疹病毒、巨细胞病毒、西尼罗病毒等。临床表现有低热或中度发热、头痛、呕吐、意识障碍、抽搐等;血常规检查正常或淋巴细胞增多,CSF 检查微量蛋白轻度增高,糖及氯化物基本正常,细胞数增高不明显,分类以单核细胞为主。严重者出现昏迷,因脑水肿及颅内高压威胁生命。病原学诊断较为困难,可行血清学查病毒抗体,也可行 CSF 查病毒抗原或 PCR 查病毒特异性基因片段。

【使用指征】诊断明确有病毒性脑炎,脑水肿明显,一般的治疗效果差伴抽搐者,呼吸中枢功能受损有呼吸功能障碍者。

种类:地塞米松。

剂量及疗程:常规使用每天 5~10mg 静脉滴注或推注。疗程多为 5~7 天,延长时间不一定能增强疗效,可能会增加副作用。

疗效判断:经过治疗后脑水肿减轻,意识状态及病情好转。

副作用观察及处理:常见的副作用为应激性溃疡、消化道出血及继发感染。给予胃黏膜保护剂、H_2 受体拮抗剂。做好口腔护理及全身护理,补充足够的营养。

5.6　带状疱疹病毒感染

带状疱疹病毒感染主要引起皮肤的损害,表现斑丘疹及疱疹,通常分布于胸腹部的躯干皮肤,其临床特点为疼痛及疱疹。少数患者可有低热或中度发热。

【使用指征】局部炎症明显伴有明显疼痛,一般止痛药效果差者。

种类:氢化可的松或地塞米松。

方法:常用局部霜剂涂擦,使用倍他米松霜或肤氢松。必要时地塞米松 5~10mg/d 静脉滴注。

疗程:静脉用药疗程 3~5 天,局部用药可 5~7 天。

疗效判断、副作用观察及处理:短期应用无明显无作用,中老年人注意血糖增高的副作用,注意监测。

5.7　出血热病毒感染

是由汉坦病毒引起的以发热、出血、肾脏损害为特征的全身感染性疾病,多数患者伴有休克、水肿,血常规在早期示 WBC 增高,后期正常,淋巴细胞增高,血小板减少为突出的表现。小便常规示尿蛋白明显增高,红细胞增多。早期肾功能异常,后期可有肝功能、心肌酶学增高,严重时发生多脏器功能衰竭,死亡原因多为急性肺水肿、腔道出血及肾功能衰竭引起的高钾。确定诊断依据流行病学史、临床特征及血清学查到流行性出血热抗体。流行性出血热为病毒性疾病,一般情况下不主张使用糖皮质激素,但有多脏器功能衰竭综合征倾向时,可短期使用。

【使用指征】诊断流行出血热的患者使用时机为早期,即高热、严重毒血症状及炎性反应综合征;休克状况经过容量复苏 4 小时以上不能改善的循环衰竭;明显的呼吸衰竭表现;明显的心肌炎表现;意识障碍明显及脑水肿表现者。

种类:常用氢化可的松,有脑水肿时使用地塞米松,呼吸功能衰竭时选择甲泼尼龙。

剂量及方法:氢化可的松 200~300mg/d,分 2~3 静脉滴注;地塞米松 10~15mg/d,分 2~3 次静脉滴注,甲泼尼龙 40~80mg/d,分 2 次静脉滴注。

疗程:3~5 天,休克纠正或心肺功能好转立即停药。

疗效判断:体温基本正常、循环呼吸功能稳定,意识状态改善。不需要等级到病情完全好转,因为肾功能好转需要较长的时间。

副作用观察及处理:由于短期使用,无明显副作用,可有消化道出血、继发感染。

5.8　猴痘病毒感染

猴痘病毒感染是由猴痘病毒引起的全身性感染性疾病,临床表现为发热、出疹,皮疹的特点早期为斑丘疹,2~3天后发展为水疱样皮疹,与水痘病皮疹很相似,但全身毒血症状重,易发生病毒性脑炎及心肌炎等脏器损害。确定诊断依据流行病学史、临床特征,水疱液病毒学检查阳性(抗原检查、PCR 或病毒培养),血清学检查到抗体,恢复期效价比急性期增高 4 倍以上有确定诊断价值。

【使用指征】高热持续不退伴有昏迷患者有明显脑水肿、呼吸功能衰竭、心肌炎表现者。

种类:常用氢化可的松及地塞米松。

剂量及方法:氢化可的松 200~300mg/d,分 2~3 次静脉滴注。地塞米松 5~10mg/d 一次静脉滴注。

疗程:3~5 天。体温下降、病情好转立即停药。

疗效判断:体温正常、呼吸功能好转,心肌炎改善。不要求治疗到皮疹完全吸收好转。

副作用观察及处理:副作用小,不需要特殊处理。

5.9　单纯疱疹病毒性角膜结膜炎

是由单纯疱疹病毒感染引起的角膜结膜炎症,表现为畏光、流泪、眼痛、结膜充血水肿及角膜溃疡。

常用局部治疗,在给予抗病毒眼液及眼膏治疗的同时,给予地塞米松眼液及眼膏,一天 3~4 次。疗程 1 周以上。用到症状好转,角膜溃疡好转。副作用小,偶有局部继发感染。

5.10　病毒性肝炎

急性病毒性肝炎多为自限性疾病不需要糖皮质激素治疗,慢性病毒性肝炎用糖皮质激素治疗也不会获得利益。

【使用指征】包括急性瘀胆性肝炎、肝衰竭的早期、及慢性肝炎合并肝外自身免疫性损害如乙肝相关性肾炎、结缔组织疾病、类风湿关节炎、血小板减少等。慢性乙型肝炎淤胆的患者为相对指征。

【种类】可以选择地塞米松、甲泼尼龙、泼尼松。

【使用方法】

(1)急性瘀胆性肝炎:通常在初始治疗时给予地塞

米松 10mg/d×3 天,给予 7.5mg/d×4 天。减量为 40mg/d,分早中两次服用治疗 1 周,以后每周减量 10mg,最后减为 5mg/d×2 周停药。

(2)病毒性肝炎合并肝外损害:依据损害的器官进行相应的糖皮质激素的选择。①乙肝相关性肾病:在预防性抗病毒治疗的前提下,按照肾病的治疗指南进行选择;②乙肝相关性血小板减少性紫癜:有效预防抗乙肝病毒治疗的前提下,按照血小板减少性紫癜的治疗指南进行选择;③乙肝性相关性结缔组织疾病:在预防性抗乙肝病毒前提下,按照结缔组织疾病的治疗指南进行选择。通常选择泼尼松 0.8~1mg/(kg·d),治疗 2~4 周后逐渐减量,疗程依据病情而定。

(3)肝衰竭:糖皮质激素对于肝衰竭的治疗存在争议,有报道早期使用可以使患者受益,对远期预后影响不大。但具有的使用方法尚缺乏可参考依据。近期北京佑安医院及 302 医院联合进行的一项研究证实了早期使用糖皮质激素对慢加急性肝衰竭的治疗结果显示对患者有益,其治疗依据是慢性加急性肝衰竭患者早期可能为免疫系统的作用,引起肝炎症及肝细胞坏死。该研究共纳入 56 例患者,30 例选择甲泼尼龙治疗,26 例选择常规的保守治疗(包括保肝治疗、抗病毒治疗、并发症治疗及营养支持治疗等)。甲泼尼龙的治疗方法:甲泼尼龙 1mg/(kg·d)(平均 80mg/d)ivgtt×3 天,其后 0.75mg/(kg·d)(平均 60mg/d)ivgtt×3 天,以后 0.5mg/(kg·d)(平均 40mg/d)到第三个 3 天疗程结束。其结果激素治疗组的 28 天病死率低于常规治疗组,在治疗过程中以 myeloid dendritic cells(mDCs)及血清胆红素水平作为观察指标。激素治疗存活组患者 mDC 明显上升,血清胆红素下降 30% 以上。

糖皮质激素与病毒再激活性肝炎:在有慢性肝炎病毒感染的患者,无论病毒载量的高低,都存在使用糖皮质激素治疗过程中,免疫力下降,导致病毒再激活,从而发生不同程度的肝脏炎症损害,从单纯的 ALT 升高到肝衰竭引起死亡。最常见为慢性乙肝病毒感染及慢性丙肝病毒感染合并肾病、造血系统疾病、器官移植、肿瘤化疗的患者。因此,这些患者需要进行预防性抗病毒治疗,按照指南要求,乙型肝炎病毒感染者,无肝功能损害者,可同时使用免疫抑制剂及抗病毒药物,如果肝功能异常,应该先抗病毒治疗 2 周以上,肝功能明显好转后再使用免疫抑制剂,联合使用到停止免疫抑制剂治疗半年以上,再停止抗病毒治疗。丙肝病毒感染者,应该先治疗丙肝,到肝功能正常,HCV-RNA 阴性后,依据病情评价免疫抑制剂的治疗。

5.11　巨细胞病毒感染

诊断要点:具有病毒感染的临床特征,发热、WBC 正常或减少,淋巴细胞增多,可有肝脾肿大,脏器损害如肝肾功能异常、心肌炎、脑炎、脉络膜视网膜炎等。血清学 CMV 的 IgM 抗体阳性,CMV-DNA 阳性。

【使用指征】心肌炎、脉络膜视网膜炎者;

种类:地塞米松或甲泼尼龙。

方法:中等剂量,如地塞米松 5mg/d,甲泼尼龙 40mg/d,ivgtt. 视网膜炎者可眼球后局部注射治疗。

疗程:3~5 天。

疗效判断:症状体征消失,体温正常,视网膜炎者视力改善。

5.12　EB 病毒感染

常见引起传染性单核细胞增多症,表现为发热、皮疹、淋巴结及肝脾肿大、肝功能异常。

诊断要点:急性起病,具有 EBV 感染的临床特征;血 WBC 正常或减少,淋巴细胞增多,常有异常淋巴细胞;血 EBV 的 IgA 抗体阳性,EBV-DNA 阳性。

【使用指征】有严重的心肌炎、肝炎、扁桃体梗阻、中枢神经系统并发症或脾破裂危险;

【使用方法】中等剂量的地塞米松、甲泼尼龙或氢化可的松静脉滴注 1 周,以后改为泼尼松口服。

总疗程一般为 2~3 周。